U0211301

罗 琼 杨艳君 主编

口腔门诊
常见治疗护理配合与风险防控

Common Treatment, Nursing Cooperation,
and Risk Prevention
and Control in Dental Clinics

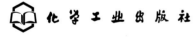

化学工业出版社

·北京·

内容简介

　　本书由福建医科大学附属口腔医院护理部组织编写，精选临床工作中的 42 种牙周、牙体牙髓、口腔修复、正畸、种植、颌面外科专业相关治疗的护理配合及风险防控，每项操作技术皆从适应证、护理配合（术前护理配合、术后护理配合）、风险防控三个方面介绍，贴近临床工作实际。图文结合，具有较强的实践指导作用，可提高口腔门诊护理配合的操作水平、加强口腔护理配合助手的风险防范意识与处置能力。

图书在版编目（CIP）数据

　　口腔门诊常见治疗护理配合与风险防控 / 罗琼，杨艳君主编．-- 北京：化学工业出版社，2024. 11.
　　ISBN 978-7-122-46228-2
　　Ⅰ. R78；R473.78
　　中国国家版本馆CIP数据核字第2024TT3033号

责任编辑：戴小玲　　　　　　　　　　文字编辑：何　芳
责任校对：宋　玮　　　　　　　　　　装帧设计：史利平

出版发行：化学工业出版社（北京市东城区青年湖南街 13 号　邮政编码 100011）
印　　装：北京瑞禾彩色印刷有限公司
710mm×1000mm　1/16　印张 13　字数 252 千字
2025 年 1 月北京第 1 版第 1 次印刷

购书咨询：010-64518888　　　　　　　售后服务：010-64518899
网　　址：http：//www.cip.com.cn
凡购买本书，如有缺损质量问题，本社销售中心负责调换。

定　　价：98.00 元

编写人员名单

主　编　罗　琼　杨艳君

编　者（以姓氏笔画为序）

　　　　卢思思　陈凤斌　陈钰玲　汪美凤　张景华

　　　　杨艳君　罗　琼　郑　惠　郑青青　赵爱梅

　　　　谢畅畅　魏　娟

秘　书　卢思思　魏　娟

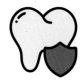

前 言

　　口腔护理学是与口腔医学紧密结合的学科，既要求具有护理学的基础理论和基本实践技能，又要突出口腔医学的专业特点和特殊的专业技能，在口腔诊疗过程中至关重要。随着人们生活水平的不断提高以及对口腔健康的更加重视，社会对口腔护理的需求大幅度提升。为适应口腔护理专业发展的需求，结合口腔护理发展的动态，我们编写了《口腔门诊常见治疗护理配合与风险防控》一书。

　　本书由福建医科大学附属口腔医院组织了一批有口腔护理管理和临床护理经验的专家进行编写。本书从口腔门诊牙周、牙体牙髓、口腔修复、正畸、种植、颌面外科常见疾病出发，注重口腔护理专业的特点，分六个章节总结了口腔专业常见病的临床护理配合，强调了在护理配合过程中的风险防控，并图文并茂地阐述了护理操作流程，具有很好的理论和实践价值。

　　本书通俗易懂，可操作性强，适用于刚从事口腔护理专业的同仁，有助于大家快速掌握口腔临床护理操作技能。同时，也衷心希望本书能作为口腔护理专业教学、培训的有效补充。

　　本书在编写过程中，各位编者都本着认真严谨科学的态度，查询循证依据，以高度负责的精神通力合作、用心撰写，对本书的材料收集，文字编辑都付出了大量的时间和精力，同时也得到福建医科大学附属口腔医院相关职能部门的大力支持，在此谨表示深深的敬意及衷心感谢！

　　由于本书编者经验局限，理论认知及实践可能存在不到位或不精准之处，恳请广大读者批评指正。

编 者

2024 年 6 月

目 录

第一章

牙周专业相关治疗的护理配合及风险防控

第一节 · 龈上洁治术

龈上洁治术是为了去除龈上的菌斑、软垢、牙石和色渍，并磨光牙面以去除局部刺激，使牙龈炎症消退而恢复。

一、龈上洁治术的适应证

龈上洁治术的适应证包括牙龈炎、牙周炎、修复缺失牙齿、口腔内手术、正畸治疗等。

二、龈上洁治术的护理配合

（一）术前准备

1. 患者准备

引导患者进入诊室，就座综合治疗椅上，调节椅位、灯光。初步了解患者全身情况、口腔情况及心理状态，减轻患者焦虑（图 1-1-1）。

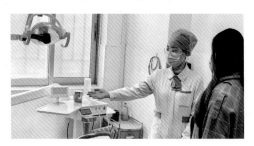

图 1-1-1　引导患者

2. 用物准备

（1）常规用物　检查套装（口镜、探针、镊子）、吸唾管、防污膜、口杯、三用枪、碘甘油、镜子、一次性胸巾、防护眼镜（图 1-1-2）。

（2）材料和药品　3% 过氧化氢溶液（双氧水）、牙周冲洗器（图 1-1-3）。

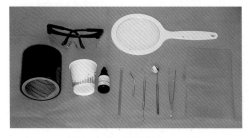

图 1-1-2　常规用物

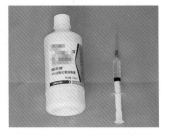

图 1-1-3　材料和药品

（3）龈上洁治用物　超声洁牙手柄、龈上洁治工作尖、牙周探针、手用洁治器（大镰刀、牛角、锄形或直角）、菌斑显示液（图 1-1-4）。

（4）抛光用物　抛光膏、抛光杯、低速牙科手机（图 1-1-5）。

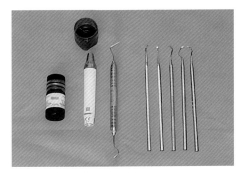 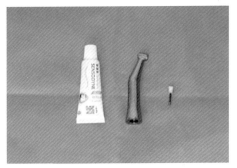

图 1-1-4　龈上洁治用物　　　　　　　　图 1-1-5　抛光用物

（二）术中配合

（1）全口检查，递牙周探针（图 1-1-6），协助记录相关数据（图 1-1-7）。

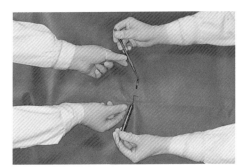 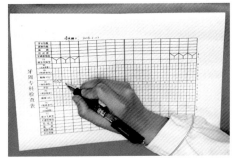

图 1-1-6　递牙周探针　　　　　　　　　图 1-1-7　记录相关数据

（2）连接洁牙手柄（图 1-1-8），准备超声洁牙机放在检查器中，连接吸唾管（图 1-1-9）。嘱患者用 3% 过氧化氢溶液（双氧水）鼓漱 1min 后用清水漱口。

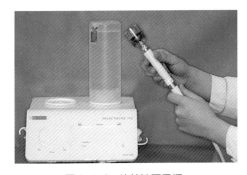 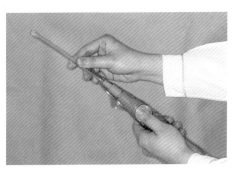

图 1-1-8　连接洁牙手柄　　　　　　　　图 1-1-9　连接吸唾管

（3）调节灯光（图1-1-10）；协助医生用超声洁牙机去除龈上牙石，及时吸净唾液（图1-1-11）；用三用枪冲洗治疗区域。

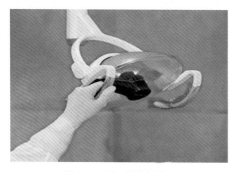

图1-1-10　调节灯光

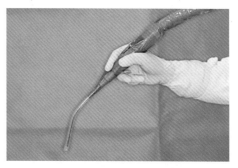

图1-1-11　吸唾液

（4）必要时用手用洁治器去除龈上牙石，根据需要传递洁治器（大镰刀、牛角、锄形或直角，图1-1-12）。

（5）用牙周冲洗器抽吸冲洗液，递予医师（图1-1-13），冲洗、上药。

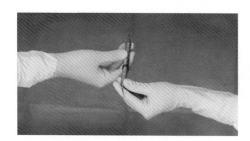

图1-1-12　递洁治器

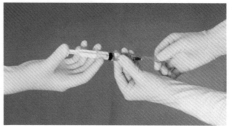

图1-1-13　递牙周冲洗器

（6）将抛光杯安装在低速牙科手机上（图1-1-14），准备粗或细的抛光膏予医师。

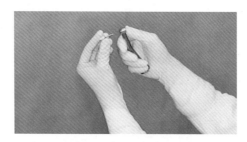

图1-1-14　安装抛光杯

（三）术后护理

1. 整理用物

分类处理治疗后的用物。整理顺序：撤一次性胸巾→防污膜→手机（冲洗手

机管道 30s）→弃吸唾管、口杯→冲洗痰盂、牙椅排水管道→治疗盘及器械（可重复使用器械椅旁清洁、分类放置）。

2. 清洁消毒

遵循由洁到污的原则。清洁消毒顺序：取消毒湿巾→工作手柄接头→手接触点→牙椅污染处→排水管道接头→痰盂外周→弃手套。

3. 健康宣教

（1）告知患者洁治术后会有轻度冷热不适感，属于正常反应，约 1 周时间可以恢复。

（2）告知患者菌斑控制的方法和重要性，嘱患者坚持进行自我菌斑控制，长期维持良好的口腔卫生状况，以达到最佳效果。

（3）如需再次洁治，嘱患者按时复诊；如治疗已完成，嘱患者 4～6 个月定期复查（图 1-1-15）。

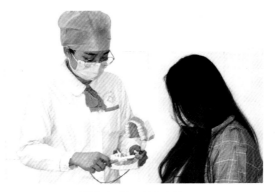

图 1-1-15　健康宣教

三、风险防控

（1）引导患者上、下椅位，提醒患者注意脚下管线，以免绊倒。

（2）在使用超声洁治时会产生大量气溶胶，注意做好个人防护。

（3）洁治过程中，及时将患者口腔内液体吸走，以免引起呛咳。

（4）治疗结束后及时将洁牙工作尖套上保护套或洁牙尖卸下，以免患者下椅位时被刮伤。

第二节 · 刮治术

刮治术是为了去除龈下肉眼不可见的菌斑、牙石及肉芽等感染组织，使牙周组织恢复正常的状态，使牙槽骨的炎症停止，防止牙槽骨的吸收，也防止牙龈退缩。

一、刮治术的适应证

刮治术的适应证主要包括牙龈炎和牙周炎。

二、刮治术的护理配合

（一）术前准备

1. 患者准备

引导患者进入诊室，就座综合治疗椅上，调节椅位、灯光。初步了解患者全身情况、口腔情况及心理状态，减轻患者焦虑。

2. 用物准备

（1）常规用物　检查套装（口镜、探针、镊子）、吸唾管、防污膜、一次性胸巾、防护面罩、口杯、三用枪、干棉球。

（2）材料和药品　3%过氧化氢溶液、消毒液、麻醉剂、专用注射针头、碘甘油。

（3）特殊用物　超声洁牙手柄、龈下工作尖、牙周探针、刮治器一套（5/6号、7/8号、11/12号、13/14号）、牙周冲洗器（图1-2-1）。

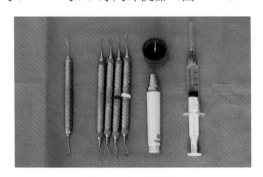

图1-2-1　特殊用物

（二）术中配合

（1）检查牙周袋，递牙周探针（见图1-1-6），协助记录相关数据（见图1-1-7）。

（2）连接洁牙手柄（见图1-1-8），准备龈下（超声机）超声洁牙手柄及工作尖，连接吸唾管（见图1-1-9）。嘱患者用3%过氧化氢溶液鼓漱1min后用清水漱口。

（3）准备麻醉剂、专用注射针头、注射器（图1-2-2）。

（4）调节灯光（见图1-1-10），协助用超声洁牙机去除龈下牙石，及时吸唾液（见图1-1-11），用三用枪冲洗治疗区域。

（5）传递手工刮治器，协助医生用手工刮治器进行刮治及根面平整（见图1-1-12）。

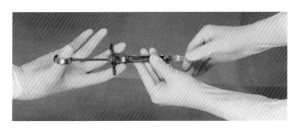

图 1-2-2　传递注射器

（6）准备过氧化氢溶液，传递冲洗器并及时吸唾，准备碘甘油，协助上药（见图 1-1-13）。

（三）术后护理

1.整理用物
分类处理治疗后的用物。整理顺序：撤一次性胸巾→防污膜→弃吸唾管、口杯→冲洗痰盂、牙椅排水管道→治疗盘及器械（可重复使用器械椅旁清洁、分类放置）。

2.清洁消毒
参见本章第一节。

3.健康宣教
（1）告知患者治疗后患牙会有遇冷热敏感、浮起感等不适，属于正常反应。
（2）指导患者正确刷牙及使用牙线、牙间隙刷的方法。
（3）嘱患者治疗后如有持续出血应及时就诊。
（4）嘱患者按时复诊。
（5）刮治后上药的患者嘱其 30min 内忌饮水和漱口。

三、风险防控

（1）引导患者上、下椅位，提醒患者注意脚下管线，以免绊倒。
（2）注射器取回时，注意单手回帽，以免发生锐器伤。
（3）在使用超声洁治时会产生大量气溶胶，注意做好个人防护。
（4）洁治过程中，及时将患者口腔内液体吸走，以免引起呛咳。
（5）治疗结束后及时将洁牙工作尖套上保护套或洁牙尖卸下，以免患者下椅位时被刮伤。

第三节 · 牙周手术

牙周手术治疗的目的是彻底清除感染组织，纠正牙龈及骨的外形，植入自体骨或骨替代材料以及生物屏障膜，以期获得牙周组织的再生，为患者创造利于菌斑控制的口腔环境。

一、牙周手术的适应证

（1）牙周袋深度＞5mm，或探诊出血。

（2）对于较深的牙周袋，不可直接采用切龈手术者。

（3）需要进行牙周翻开植骨手术及骨修整者。

（4）下颌磨牙根分叉处病变，根分叉处比较难清理牙石者。

二、牙周手术的护理配合

（一）术前准备

1. 患者准备

引导患者进入诊室，就座综合治疗椅上，调节椅位、灯光。初步了解患者全身情况、口腔情况及心理状态，减轻患者焦虑。

2. 用物准备

（1）药品用物　西吡氯铵含漱液或0.12%氯己定溶液，碘伏棉球，75%酒精棉球，0.9%氯化钠注射液（生理盐水）。

（2）翻瓣术手术包用物　拉钩、口镜、长刀柄、短刀柄、持针器、止血钳、眼科直剪、弯剪、镊子、印记镊、探针、牙周探针、骨膜剥离子、牙龈分离器、刮治器99号及前后牙刮治器（4R/4L、刮治器Ball）、12号弯刀片（11号尖刀片）（15号圆刀片）、15C刀片（图1-3-1）。

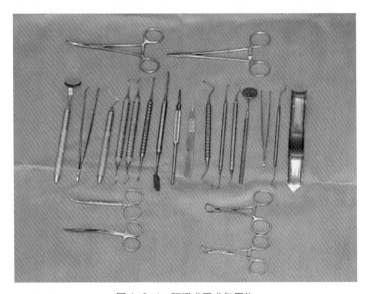

图1-3-1　翻瓣术手术包用物

（3）翻瓣手术用物　冲洗用物、小药杯、棉签和纱布、孔巾、牙周塞治剂，必要时备高速牙科手机、机套（图1-3-2）。

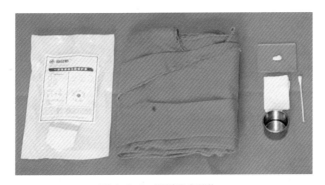

图1-3-2　翻瓣手术用物

3.其他准备

（1）病历　了解患者的既往史、过敏史、家族史、全身情况及口腔内情况等。

（2）X线片　全口根尖片。

（3）实验室检查　血常规、血生化、出凝血时间等。

（4）患者的手术知情同意书。

（二）术中配合

（1）详细检查手术部位的牙周袋深度、附着水平数据，递牙周探针（见图1-1-6），协助记录相关数据（见图1-1-7）。

（2）倒入西吡氯铵含漱液或1%过氧化氢溶液15mL于小药杯中，嘱患者含漱1min。

（3）遵医嘱准备麻醉剂并递予医师（见图1-2-2）。

（4）准备碘伏棉球递予医师，顺时针方向对口腔周围的皮肤消毒两遍（图1-3-3）。

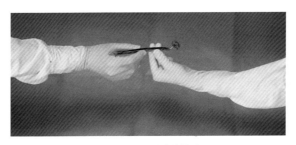

图1-3-3　递碘伏棉球

（5）协助医师穿手术衣（图1-3-4），戴一次性医用外科手套（图1-3-5）。

（6）协助铺巾（图1-3-6），连接电动吸引器（图1-3-7）。

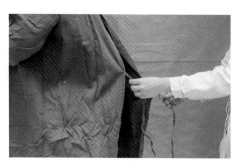

图 1-3-4 穿手术衣

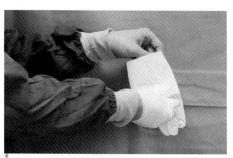

图 1-3-5 戴无菌手套

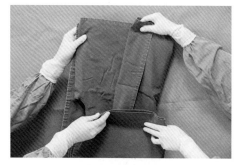

图 1-3-6 协助铺巾

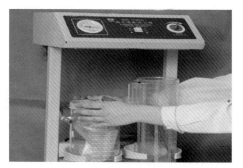

图 1-3-7 连接电动吸引器

（7）分别将手术刀片安装于刀柄，递予医师，用强力吸引管吸净术区血液（图 1-3-8）。

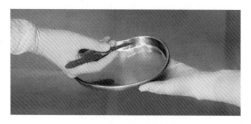

图 1-3-8 递手术刀

（8）递骨膜剥离子予医师（图 1-3-9），协助止血。递刮治器（Ball 或 4R/4L 的）予医师（图 1-3-10），并用纱布随时擦净器械上的血迹。

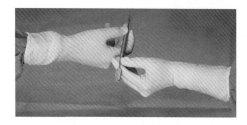

图 1-3-9 递骨膜剥离子

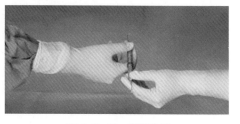

图 1-3-10 递刮治器

（9）递冲洗器（图 1-3-11），用生理盐水冲洗术区，并及时吸唾。

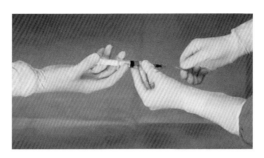

图 1-3-11　递冲洗器

（10）递缝针予医师（图 1-3-12），递剪刀（图 1-3-13）协助剪线。

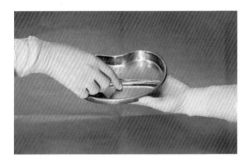 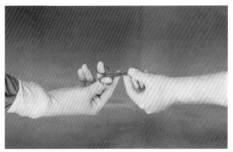

图 1-3-12　递缝针　　　　　　　　　图 1-3-13　递剪刀

（11）调拌塞治剂（图 1-3-14），塑成面团状，在生理盐水中浸泡后递予医师。

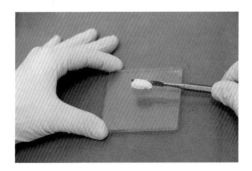

图 1-3-14　调拌塞治剂

（三）术后护理

1. 整理用物

分类处理治疗后的用物。整理顺序：撤孔巾→防污膜→手机（如有使用牙科手机，冲洗手机管道 30s）→弃吸唾管、口杯→冲洗痰盂、牙椅排水管道→治疗盘及器械（可重复使用器械椅旁清洁、分类放置）。

2. 清洁消毒

参见本章第一节。

3. 健康宣教

（1）告知患者术后可能出现的疼痛反应，遵医嘱服用镇痛药。

（2）嘱患者在 24h 内尽量在术区相应面部用冰袋间断冷敷，以减轻术后组织水肿。

（3）术后常规让患者使用抗菌剂漱口，如 0.12% 氯己定溶液含漱，每天 2 次，每次 1min。对于植骨术术后的患者至少使用 4 周。

（4）术后愈合最初的 7 天内尽量不用术区咀嚼食物，避免牙龈组织受到机械性创伤。

（5）嘱患者一般术后 7 天拆线，植骨术术后的患者一般术后 10 ～ 14 天拆线。

（6）嘱患者术后不适可随时就诊。

三、风险防控

（1）引导患者上、下椅位，提醒患者注意脚下管线，以免绊倒。

（2）注射器取回时，注意单手回帽，以免发生锐器伤。

（3）传递手术刀时，以弯盘为承载物，防止职业暴露。

（4）手术过程中，及时将患者口腔内血液、唾液吸走，以免引起呛咳。

（5）手术结束后及时清点用物，以免遗漏在患者口腔内。

第二章

牙体牙髓专业相关治疗的护理配合及风险防控

第一节 · 复合树脂粘接修复术

复合树脂粘接修复术是目前临床重要的操作项目之一，它是通过酸蚀牙体缺损表面，并使用粘接技术使复合树脂修复体固位于牙体缺损部位，来恢复牙体的外形和功能的过程。

一、复合树脂粘接修复术的适应证

（1）前牙Ⅰ类、Ⅲ类、Ⅳ类窝洞的修复。

（2）前牙和后牙Ⅴ类洞的修复。

（3）可用后牙修复树脂修复后牙承受咬合力小的Ⅰ类、Ⅱ类窝洞。

（4）形态或色泽异常牙的美容修复。

（5）大面积龋坏的修复。

（6）冠修复前牙体充填。

二、复合树脂粘接修复术的护理配合

（一）术前准备

1. 患者准备

引导患者进入诊室，就座综合治疗椅，调节椅位、灯光。初步了解患者全身情况、口腔情况及心理状态，进行根管治疗健康指导，减轻患者焦虑。

2. 用物准备

（1）常规用物　检查套装（口镜、探针、镊子）、三用枪、防污膜、吸唾管、护目镜、口杯、一次性胸巾、干棉球、高速牙科手机、低速牙科手机、合适的车针、检查手套（图2-1-1）。

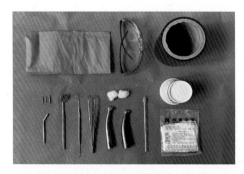

图 2-1-1　常规用物

（2）局部麻醉用物　麻醉剂、专用注射针头、注射器、医用棉签、消毒液

（图 2-1-2）。

（3）橡皮障隔湿用物　橡皮障布、打孔器、橡皮障夹、橡皮障钳、橡皮障支架、牙线、橡皮障定位模板、咬合垫、剪刀、充填器、必要时备牙龈封闭剂、光固化灯（图 2-1-3）。

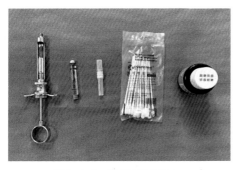
图 2-1-2　局部麻醉用物

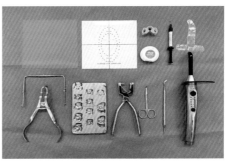
图 2-1-3　橡皮障隔湿用物

（4）复合树脂充填用物　邻面成型夹、邻面成型片夹、木楔、排龈器、排龈线、树脂材料、酸蚀剂、粘接剂或自酸蚀粘接剂、小毛刷、遮光盒、充填器械、调𬌗抛光器械、邻面砂条、抛光轮、咬合纸、光固化灯、光固化灯套（图 2-1-4）。

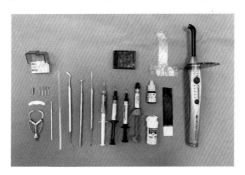
图 2-1-4　复合树脂充填用物

3. 其他准备

病历、影像学检查资料、比色仪或比色板（图 2-1-5、图 2-1-6）。

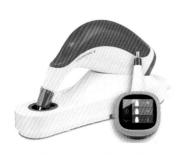
图 2-1-5　电脑比色仪

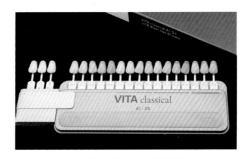
图 2-1-6　电脑比色板

（二）术中配合

1. 麻醉

遵医嘱准备局部麻醉用物。

2. 去腐预备

根据龋洞的位置、大小、洞型分类，选择适用车针安装于高速牙科手机上（图 2-1-7），操作过程中适时更换车针；去净龋坏腐质，用吸唾管牵拉舌体和颊黏膜，并吸出口腔内唾液，保持术野清晰（图 2-1-8）。

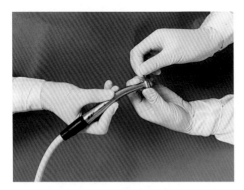 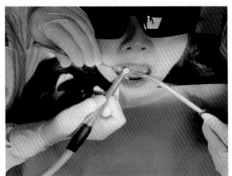

图 2-1-7　安装合适的车针　　　　　图 2-1-8　吸唾保持术野清晰

3. 比色

关闭牙椅灯光，递比色板予医师，引导患者至自然光线下进行比色，根据邻牙的颜色，选用色度适宜的复合树脂（图 2-1-9）。

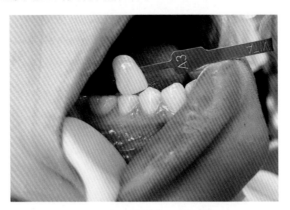

图 2-1-9　自然光线下进行比色

4. 隔湿

协助医师安装橡皮障装置（图 2-1-10）。

5. 清洗、干燥窝洞

及时吸唾液，保持术野清晰（图 2-1-11），递干棉球干燥窝洞（图 2-1-12）。

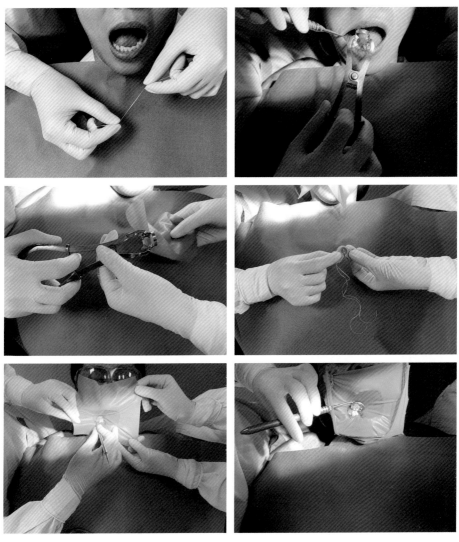

图 2-1-10 协助安装橡皮障装置

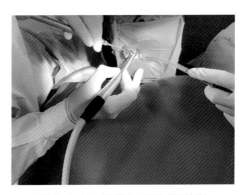

图 2-1-11 吸唾液，保持术野清晰

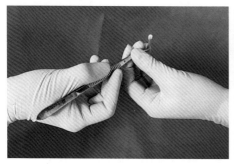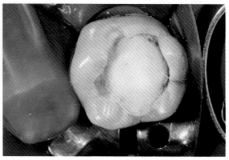

图 2-1-12　传递干燥小棉球

6. 护髓

分别递护髓剂、探针予医师（图 2-1-13），一手持干棉球随时擦净探针上多余材料（图 2-1-14），递光固化灯予医师进行固化（图 2-1-15）。

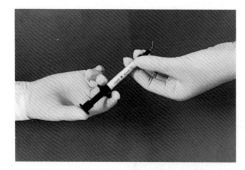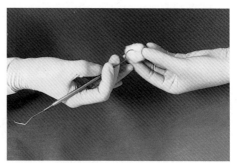

图 2-1-13　递护髓剂予医师　　　　　　　　图 2-1-14　干棉球随时擦净

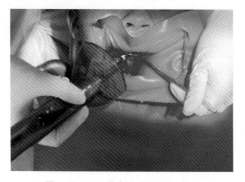

图 2-1-15　递光固化灯进行光照

7. 粘接面处理

处理窝洞洞壁。根据不同深度的窝洞选择合适的粘接剂。

（1）全酸蚀粘接剂

① 涂布酸蚀剂：酸蚀剂安装好一次性注射头，递送予医师，将酸蚀剂均匀涂布于窝洞洞壁上（图 2-1-16）。

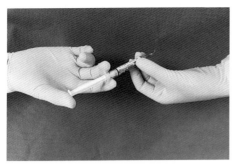
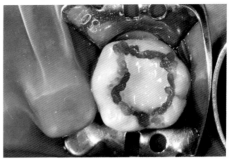

图2-1-16　酸蚀剂递送予医师，涂布在窝洞釉质层

② 冲洗：医师持三用枪充分冲洗酸蚀剂，及时用吸唾管吸净冲洗液，保持术野清晰、干燥。

③ 涂布粘接剂：小毛刷蘸取粘接剂递予医师（图2-1-17），将粘接剂均匀涂布于处理过的牙面，持三用枪吹匀，接过小毛刷并递光固化灯光照20s。

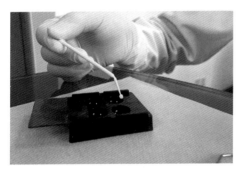
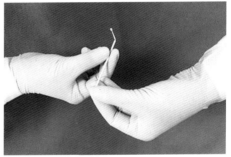

图2-1-17　小毛刷蘸取粘接剂并递予医师

（2）自酸蚀粘接剂　将蘸有自酸蚀粘接剂的小毛刷递予医师，均匀涂布在牙面，持三用枪吹匀，递光固化灯光照10s（图2-1-18）。

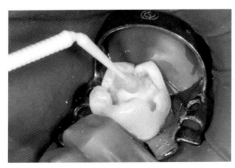
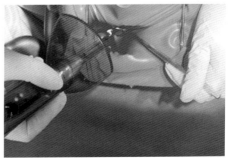

图2-1-18　涂布粘接剂、吹匀、光照

8. 充填复合树脂

（1）分层充填　根据窝洞大小用充填器取适量的材料放于纸板上，分次递予

医师（图 2-1-19、图 2-1-20），一手传递水门汀充填器，另一手持干棉球及时擦拭充填器上多余的材料（图 2-1-21）。

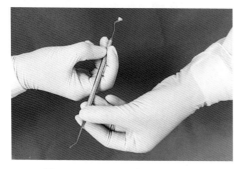

图 2-1-19　取树脂材料递予医师

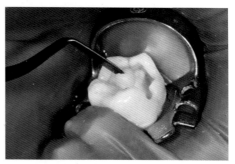

图 2-1-20　分层充填

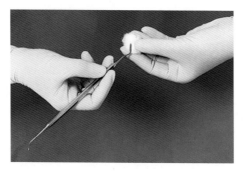

图 2-1-21　干棉球擦拭充填器上多余的材料

（2）递光固化灯予医师，光照 20s，使树脂充分固化（图 2-1-22）。

9. 卸除橡皮障

协助卸除橡皮障（图 2-1-23）。

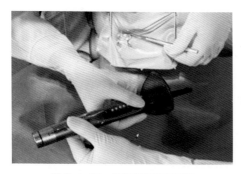

图 2-1-22　递光固化灯予医师

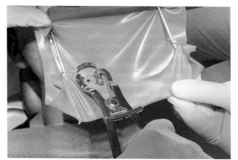

图 2-1-23　协助卸除橡皮障

10. 修形与抛光

安装合适修形车针，及时使用吸唾管保持术野清晰（图 2-1-24），安装抛光材料（按照由粗到细的原则安装合适的调殆抛光车针、抛光杯）（图 2-1-25）。

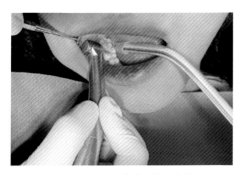

图 2-1-24　安装合适修形车针

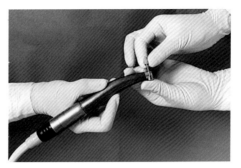

图 2-1-25　安装抛光器材

（三）术后护理

1. 整理用物

分类处理治疗后的用物。整理顺序：撤一次性胸巾→防污膜→手机（冲洗手机管道 30s）→弃吸唾管、口杯→冲洗痰盂、牙椅排水管道→治疗盘及器械（可重复使用器械椅旁清洁、分类放置）。

2. 清洁消毒

遵循由洁到污的原则。清洁消毒顺序：取消毒湿巾→工作手柄接头→手接触点→牙椅污染处→排水管道接头→痰盂外周→弃手套→检查地面与物表有污染即戴防污手套清洁消毒。

3. 健康宣教

（1）治疗结束后如果出现牙齿轻度不适，可能对复合树脂轻度敏感，一般在治疗后 2～3 天消失。嘱如有剧烈疼痛，应及时就诊。

（2）治疗后即可进食，但应避免用患牙咀嚼硬物，以免牙齿劈裂，避免进食过冷或过热的刺激性食物。

（3）注意口腔卫生，保持口腔清洁。

三、风险防控

（1）涂布酸蚀剂时若未安装橡皮障隔离时需使用棉卷隔离，冲洗时配合强力吸引管快速吸引，避免酸蚀剂侵蚀黏膜。

（2）适时挤出粘接剂，应遮光保存，防止光照提前固化影响粘接性能，用小毛刷蘸取自酸蚀粘接剂时不宜过多，传递时不可从患者头面部上方传递，避免粘接剂滴落到患者眼睛或面部。

（3）传递光固化灯时，待光敏灯头就位后再开启开关，避免直射患者眼睛。

（4）树脂充填遵照分层充填光照的原则，每次挖取树脂要适时适量。医师对窝洞进行塑形充填时应移开牙椅手术灯，避免树脂提前固化而影响性能。

第二节 · 盖髓术

盖髓术是指将盖髓剂覆盖在接近牙髓的牙本质上，以保存牙髓正常状态的方法。主要用于治疗深龋或深龋所致的可复性牙髓炎。

一、盖髓术的适应证

（1）深龋、外伤等牙体缺损近髓的患牙。

（2）可复性牙髓炎。

二、盖髓术的护理配合

（一）术前准备

1.患者准备

引导患者进入诊室，就座综合治疗椅，调节椅位、灯光。初步了解患者全身情况、口腔情况及心理状态，进行健康指导，减轻患者焦虑。

2.用物准备

（1）常规用物　检查套装（口镜、探针、镊子）、三用枪、高速牙科手机、低速牙科手机、各型车针、吸唾管、防污膜、护目镜、口杯、一次性胸巾、干棉球、检查手套（见图2-1-1）。

（2）局部麻醉药物　麻醉剂、专用注射针头、注射器、医用棉签、消毒液（见图2-1-2）。

（3）盖髓术用物　冰条、牙髓活力电测仪、唇勾、牙膏、氢氧化钙盖髓剂、调拌纸板及调拌刀、水门汀充填器、暂时封闭剂（图2-2-1）。

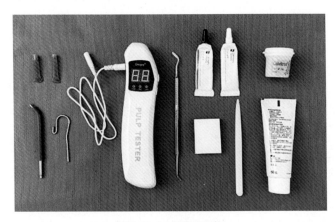

图2-2-1　盖髓术用物

（二）术中配合

1.检查牙髓活力情况

（1）递口镜、探针予医师（图 2-2-2）。

（2）递镊子给医师进行叩诊（图 2-2-3）。

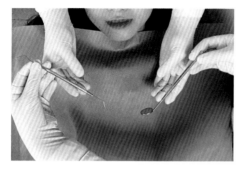

图 2-2-2　递口镜、探针

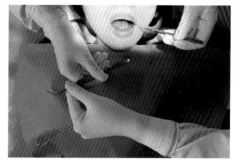

图 2-2-3　接探针传递镊子

（3）递冰条予医师（图 2-2-4）进行活力测试（图 2-2-5）。

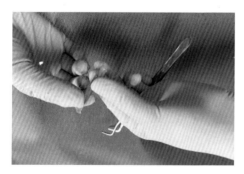

图 2-2-4　接过镊子递冰条

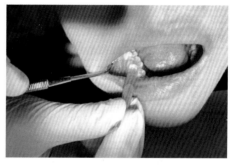

图 2-2-5　进行活力测试

（4）必要时使用电活力测试　吹干牙面（图 2-2-6），连接唇勾放置在患牙对侧口角，传递牙髓活力电测仪给医师进行检测，确认治疗牙（图 2-2-7）。

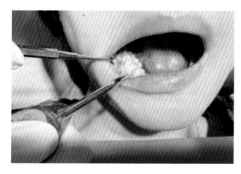

图 2-2-6　轻吹干牙面

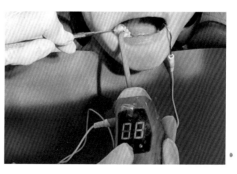

图 2-2-7　电活力测试仪进行检测

2. 清理窝洞及盖髓

（1）麻醉　遵医嘱准备局部麻醉用物。

（2）必要时协助医师放置橡皮障。

（3）在高速牙科手机、低速牙科手机上安装合适车针（见图 2-1-7），递予医师去除龋坏腐质，并及时吸唾液，保持术野清晰（图 2-2-8）。

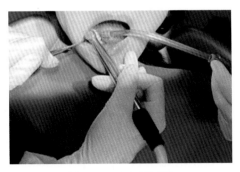

图 2-2-8　及时吸唾液

（4）隔湿　传递棉卷或棉球隔离唾液（图 2-2-9）。

（5）准备盖髓剂氢氧化钙（Dycal）置于纸板上，严格按照 1∶1 比例混合（图 2-2-10）。

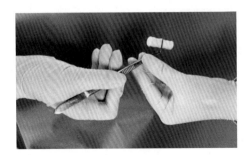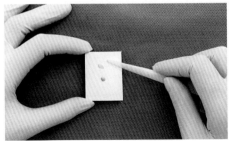

图 2-2-9　传递棉卷　　　　　　图 2-2-10　按 1∶1 比例取材料并调拌混合

（6）一手持调拌好的 Dycal 递予医师，另一手持干棉球随时擦去医师器械上多余的药物（图 2-2-11）。

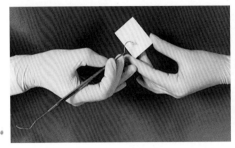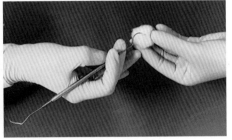

图 2-2-11　传递 Dycal 放置器及擦拭多余材料

（7）用水门汀充填器取适量暂时封闭材料递予医师（图 2-2-12）。

（8）夹取湿润小棉球递予医师擦去多余暂时封闭材料（图 2-2-13）。

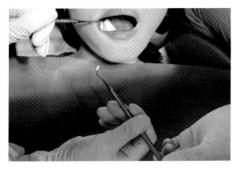

图 2-2-12　传递暂时封闭材料

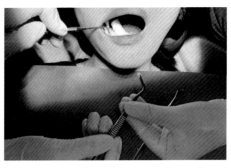

图 2-2-13　传递湿润小棉球

（三）术后护理

1. 整理用物

参见本章第一节。

2. 清洁消毒

遵循由洁到污的原则。清洁消毒顺序：取消毒湿巾→工作手柄接头→手接触点→牙椅污染处→排水管道接头→痰盂外周→弃手套。

3. 健康宣教

（1）嘱患者 24h 内避免用患牙咀嚼，避免冷热刺激，刷牙时注意避开患牙，如掉落少量暂时封闭材料可不予处理，如整个掉落可随时就诊。

（2）治疗结束后，告知患者近几日可有轻度冷热不适感，若疼痛剧烈应随时就诊。

（3）嘱患者 2 周后复诊。

三、风险防控

（1）注射麻醉剂前认真评估患者身体情况，严密观察患者麻醉剂注射后的反应，避免发生不良反应。

（2）传递麻醉剂时注意传递手法和方向，避免发生锐器伤。

（3）车针安装好后应查对是否就位，以防操作时车针从机头脱落飞出。

（4）龋洞近髓时，为保护牙髓，切不可用冷气强力吹窝洞。

第三节 · 牙髓切断术

牙髓切断术指牙髓感染仅限于冠髓，去除感染的冠髓组织，保留未感染的根髓，以盖髓剂覆盖于牙髓断面，保留正常牙髓组织的方法，常用于年轻恒牙意外露髓。

一、牙髓切断术的适应证

（1）外伤冠折。

（2）牙根发育不完全。

（3）龋源性露髓的年轻恒牙。

二、牙髓切断术的护理配合

（一）术前准备

1. 患者准备

（1）引导患者进入诊室，就座综合治疗椅上，调节椅位、灯光。初步了解患者全身情况、口腔情况及心理状态，减轻患者焦虑。

（2）向患者讲解治疗方案和治疗注意事项，签署手术知情同意书。

2. 用物准备

（1）常规用物　检查套装（口镜、探针、镊子）、三用枪、防污膜、吸唾管、护目镜、口杯、一次性胸巾、干棉球、高速牙科手机、低速牙科手机、合适的车针、检查手套（见图2-2-1）。

（2）局部麻醉用物　麻醉剂、专用注射针头、注射器、医用棉签、消毒液（见图2-1-2）。

（3）橡皮障隔离用物　橡皮障布、打孔器、橡皮障夹、橡皮障钳、橡皮障支架、牙线、橡皮障定位模板、咬合垫、剪刀、充填器，必要时备牙龈封闭剂、光固化灯（见图2-1-3）。

（4）牙髓切断材料及器械　生理盐水、5mL冲洗器、MTA材料、玻璃离子充填材料、显微口镜、探针、挖匙、调拌刀、充填器、玻璃板、纱布、MTA装置器、加压器（图2-3-1）。

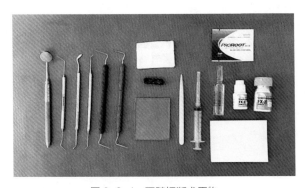

图2-3-1　牙髓切断术用物

（5）设备　激光治疗仪（图 2-3-2）。

（二）术中配合

1. 麻醉
遵医嘱准备局部麻醉用物。

2. 协助医师放置橡皮障
隔绝唾液、预防感染髓腔和防止器械误吞（见图 2-1-10）。

3. 去腐备洞
根据龋洞的位置、大小、洞型分类，选择合适车针安装于高速牙科手机上（图 2-1-7），去净腐质，制备洞形。

4. 打开激光治疗仪
按照激光治疗仪操作的规范流程，打开仪器，调节好参数，使用激光切除冠髓并止血（图 2-3-3）。

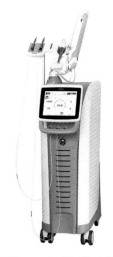

图 2-3-2　激光治疗仪

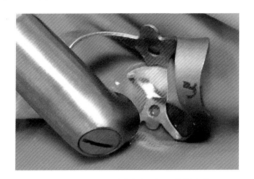

图 2-3-3　使用激光切除冠髓并止血

5. 放置盖髓剂
调 MTA 材料放于输送器中递于医师封闭根管口，暂时封闭材料覆盖于髓腔，其厚度约 1mm（图 2-3-4、图 2-3-5）。

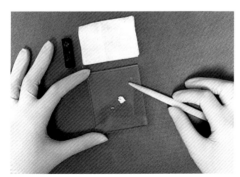
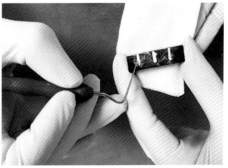

图 2-3-4　调拌 MTA 材料并放入输送器中递予医师

27

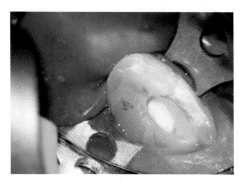

图 2-3-5　MTA 材料放置于活髓切断面

6. 调拌玻璃离子水门汀

将调拌好的玻璃离子水门汀（图 2-3-6）递予医师进行垫底，再递暂封材料（图 2-3-7、图 2-3-8），予医师进行窝洞充填。

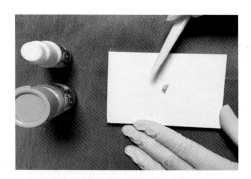

图 2-3-6　调拌玻璃离子水门汀

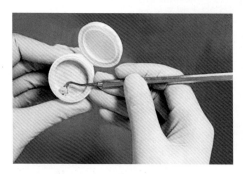

图 2-3-7　挖取适量暂封材料

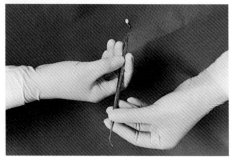

图 2-3-8　递暂封材料予医师

7. 卸橡皮障

递橡皮障钳予医师，协助卸下橡皮障，并及时用吸唾管吸净患者口腔内的唾液（见图 2-1-23）。

8. 永久充填

术后 2 周无症状，保留深层暂封材料再用玻璃离子垫底后永久充填。

（三）术后护理

1. 整理用物

参见本章第一节。

2. 清洁消毒

参见本章第二节。

3. 健康宣教

（1）告知患者局部麻醉注射后的注意事项。

（2）告知患者术后可能出现的咬合不适，一般在 1 ~ 2 天内消除，如果出现严重咬合痛或自发痛，应及时就诊。

（3）术后牙齿较脆弱，尽量不要用患牙咬太硬的食物，否则可能导致牙齿折裂。

（4）嘱患者要按时就诊、定期复查。

三、风险防控

（1）严格评估患者身体状况，注射麻醉剂后，严密观察患者麻醉剂注射后的反应。

（2）使用激光治疗仪时，医、护、患三方均要戴防护眼镜，避免激光照射损伤眼睛。

（3）使用激光时，要检查患牙对侧有无安装咬合垫，避免患者治疗过程中突然咬断激光工作尖。

第四节·显微根管预备

显微根管预备是指在口腔手术显微镜的辅助下，通过机械方式配合化学药物去除、清理根管内的感染源，使根管成为一定形态，利于根管冲洗和根管严密充填，是根管治疗的关键步骤。

一、根管预备的适应证

（1）各种牙髓病变　急慢性牙髓炎、残髓炎、逆行性牙髓炎、牙髓坏死、牙髓钙化、牙内吸收。

（2）慢性根尖周炎。

（3）牙髓牙周综合征。

（4）有系统性疾病不宜拔牙而又需要治疗或暂时保留的患牙。

二、根管预备的护理配合

（一）术前准备

1. 患者准备

引导患者进入诊室，就座于综合治疗椅上，调节椅位、灯光。初步了解患者全身情况、口腔情况及心理状态为患者讲解诊疗流程及需要患者配合的注意事项，减轻患者焦虑。

2. 用物准备

（1）常规用物　检查套装（口镜、镊子、探针）、三用枪、防污膜、吸唾管、护目镜、口杯、一次性胸巾、干棉球、高速牙科手机、低速牙科手机、合适的车针、检查手套（见图 2-1-1）。

（2）局部麻醉用药　麻醉剂、专用注射针头、注射器、医用棉签、消毒液（见图 2-1-2）。

（3）根管预备用物　显微口镜、显微探针、各型号根管锉、扩大针、拔髓针、镍钛根管锉、镍钛手柄、唇勾、测量尺、根管冲洗剂、根管消毒剂、吸潮纸尖、暂封材料、必要时备充填器根管润滑剂（EDTA）、根管冲洗器（图 2-4-1）。

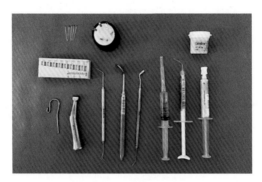

图 2-4-1　根管预备用物

（4）橡皮障隔湿用物　橡皮障布、打孔器、橡皮障夹、橡皮障钳、橡皮障支架、牙线、橡皮障定位模板、咬合垫、剪刀、充填器、橡皮障封闭剂，光固化灯（见图 2-1-3）。

（5）相关仪器设备　根管长度测量仪、根管马达、根管超声设备、显微镜（图 2-4-2～图 2-4-5）。

（二）术中配合

1. 麻醉

遵医嘱准备局麻用物。

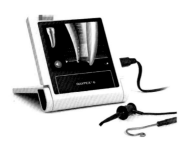

图 2-4-2　根管长度测量仪

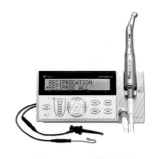

图 2-4-3　根管马达

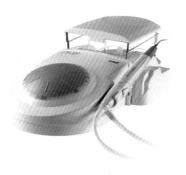

图 2-4-4　根管超声设备

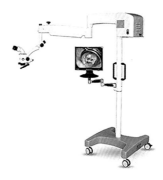

图 2-4-5　口腔手术显微镜

2. 放置橡皮障

协助医师安装橡皮障（见图 2-1-10）。

3. 冠部预备

遵医嘱在手机上安装适合的车针（见图 2-1-7）并传递给医师，使用吸唾管保持术野清晰（见图 2-2-11）。

4. 探查

递显微口镜和显微探针，探查根管口（图 2-4-6）。

5. 拔髓

递拔髓针拔除牙髓扩大根管口（图 2-4-7）。

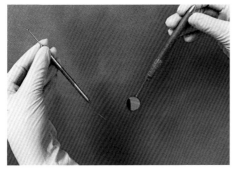

图 2-4-6　传递显微口镜和探针

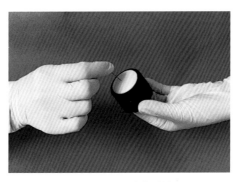

图 2-4-7　传递拔髓针

6. 根管长度测量

打开根管长度测量仪、显微镜，协助测量根管工作长度（图2-4-8），根据测量的工作长度将根管锉做好标记并逐号排放在清洁台上（图2-4-9）。

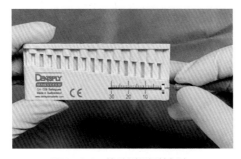

图2-4-8 协助测量根管长度

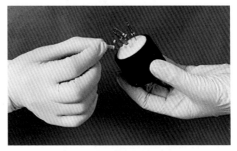

图2-4-9 根管锉放于清洁台上

7. 根管冲洗

每更换一次不同型号的根管器械，配合用0.5%次氯酸钠冲洗根管（图2-4-10），并及时吸净唾液（图2-4-11）。

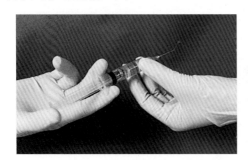

图2-4-10 传递冲洗剂

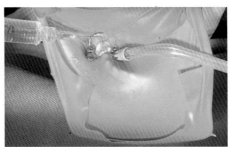

图2-4-11 及时吸净唾液

8. 根管预备和成型

传递镍钛马达并装上合适的镍钛根管锉对根管进行预备（图2-4-12），根管预备完成后（图2-4-13），用0.5%次氯酸钠溶液冲洗，尽量冲净根管内的碎屑（图2-4-14）。必要时使用根管超声设备，并及时吸唾以保持术野清晰。

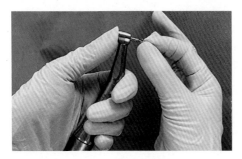

图2-4-12 安装镍钛根管锉

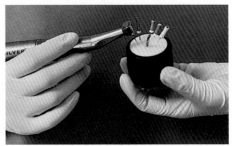

图2-4-13 清理镍钛根管锉

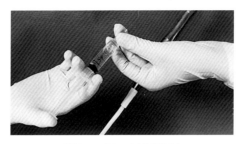

图 2-4-14 交替冲洗剂

9. 根管封药

递吸潮纸尖给医师干燥根管（图 2-4-15）。

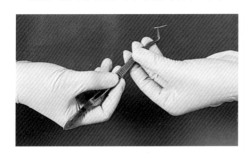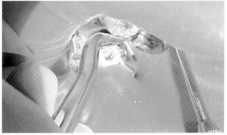

图 2-4-15 传递吸潮纸尖予医师干燥根管

10. 根管消毒

遵医嘱准备合适的根管消毒剂（图 2-4-16）。

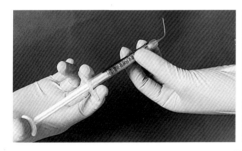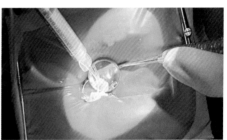

图 2-4-16 传递根管消毒剂

11. 髓腔暂封

待医师将药物放入髓腔后，递氧化锌暂封膏（见图 2-3-7、图 2-3-8），递湿润小棉球清理暂封处（图 2-4-17）。

12. 卸橡皮障

递橡皮障钳予医师，协助卸下橡皮障，并及时用吸唾管吸净患者口腔内的唾液（见图 2-3-10）。

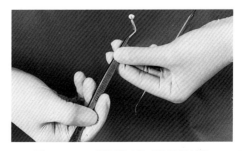

图 2-4-17 递湿润小棉球清理暂封处

（三）术后护理

1. 整理用物

参见本章第一节。

2. 清洁消毒

参见本章第二节。

3. 健康宣教

（1）根管治疗期间可能出现短暂不适，属正常反应，不必过于担心，如局部出现剧烈疼痛应及时随诊。

（2）治疗期间尽量不用患牙咀嚼、不吃过硬或黏性食物。

（3）如果暂封材料不慎脱落，应及时和医师联系并做相应处理，为患者安排好复诊时间。

三、风险防控

（1）需要使用麻醉剂时，应询问患者身体情况、过敏史、进食情况并观察患者麻醉剂注射后反应。

（2）使用显微镜时，提前调整好显微镜关节松紧度，避免仪器突然松落砸到患者。

（3）患者上、下牙椅时，应提前将显微镜关节收放好，避免患者头部或肢体发生碰撞。

（4）治疗过程中使用橡皮障应避免发生细小器械误吞误吸，避免高浓度冲洗液渗漏损伤黏膜。

第五节 · 根管充填术

根管充填术是通过向根管中填入牙胶和根管封闭剂来实现对已清理和成形的根管系统的严密充填。牙胶为充填根管的主体部分，根管封闭剂用来充填根管壁和固体充填材料（牙胶）之间缝隙以及侧副根管、峡部及不规则的根管，临床上常用的是热牙胶垂直加压根管充填技术。

一、根管充填术的适应证

一般认为根管预备和消毒后，如无自觉症状、无明显叩击痛、无严重气味、无大量渗出液和急性根尖周炎症状，即可充填根管。

二、根管充填术的护理配合

（一）术前准备

1. 患者准备

引导患者进入诊室，就座于综合治疗椅上，调节椅位、灯光。初步了解患者全身情况、口腔情况及心理状态，进行根管治疗健康指导，减轻患者焦虑。

2. 用物准备

（1）常规用物　检查套装（口镜、镊子、探针）、三用枪、防污膜、吸唾管、护目镜、口杯、一次性胸巾、干棉球、高速牙科手机、低速牙科手机、合适的车针、检查手套（见图 2-1-1）。

（2）根管充填用物　根管锉、显微口镜、显微探针、唇勾、测量尺、根管冲洗器、根管荡洗设备 EDDY 手柄和荡洗尖、95% 酒精、吸潮纸尖、根充糊剂、纸板、调拌刀、牙胶尖、加压器（1 号～4 号）、暂封材料、水门汀充填器、牙胶尖修整器（图 2-5-1）。

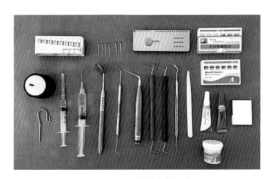

图 2-5-1　根管充填用物

（3）橡皮障隔湿用物　橡皮障布、打孔器、橡皮障夹、橡皮障钳、橡皮障支架、牙线、橡皮障定位模板、咬合垫、剪刀、充填器、橡皮障封闭剂、光固化灯（见图 2-1-3）。

（4）相关仪器设备　根管长度测量仪、热牙胶携热器、热牙胶回填器（图 2-5-2）。

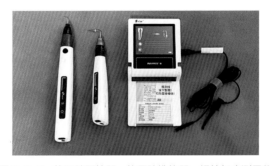

图 2-5-2　热牙胶回填器、热牙胶携热器、根管长度测量仪

（二）术中配合

（1）遵医嘱准备局部麻醉用物。

（2）协助放置橡皮障（见图2-1-10）。

（3）高速牙科手机上安装好车针传递给医师去除暂封物（见图2-1-7），并及时吸净唾液（见图2-1-8）。

（4）递根管探针探查并清理髓腔（图2-5-3），选择与根管粗细相应的根管锉递给医师（图2-5-4）。

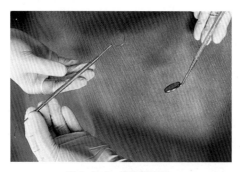

图2-5-3 递根管探针

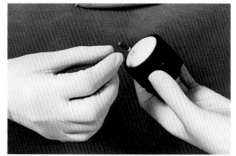

图2-5-4 递根管锉

（5）协助检查其工作长度，备根管长度测量仪、测量尺，协助记录根管长度（图2-5-5～图2-5-7）。

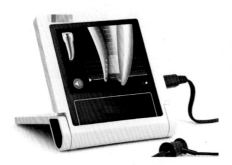

图2-5-5 打开根测仪

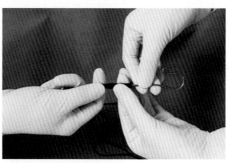

图2-5-6 协助安装唇勾

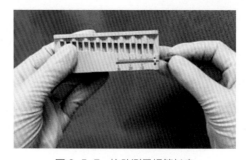

图2-5-7 协助测量根管长度

（6）消毒根管，用0.5%次氯酸钠冲洗液配合EDDY进行根管荡洗（图2-5-8），及时吸净唾液。

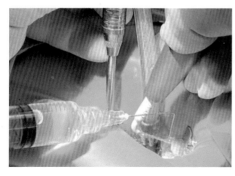
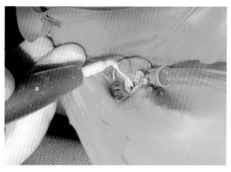

图2-5-8　0.5%次氯酸钠冲洗液配合EDDY荡洗根管

（7）将95%酒精（图2-5-9）及吸潮纸尖递给医师，干燥根管（图2-4-15）。

（8）遵医嘱选择与主锉相同型号的牙胶尖，标示出工作长度，递予医师试尖（图2-5-10）。

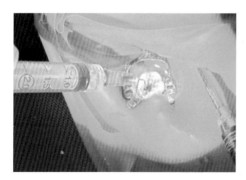
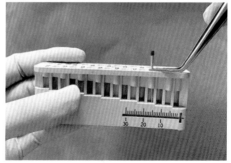

图2-5-9　传递95%酒精　　　　　　图2-5-10　测量主牙胶尖长度

（9）根管充填　遵医嘱备好根充糊剂（图2-5-11），递主牙胶尖蘸糊剂（图2-5-12、图2-5-13）。

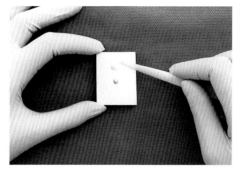
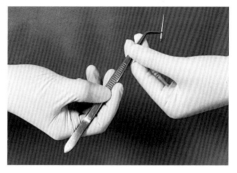

图2-5-11　均匀调拌根充糊剂　　　　图2-5-12　递主牙胶尖

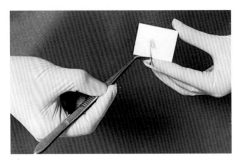
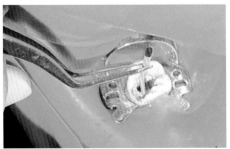

图 2-5-13　夹取主牙胶尖蘸糊剂

（10）传递携热器手柄切除牙胶（图 2-5-14、图 2-5-15），遵医嘱传递各型号垂直加压器和加热好的牙胶回填仪（图 2-5-16～图 2-5-19）。

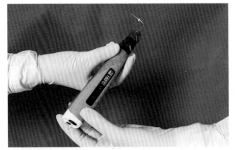
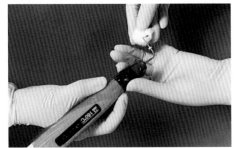

图 2-5-14　将携热器打开递予医师　　　　图 2-5-15　协助清理切断的牙胶

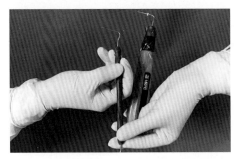
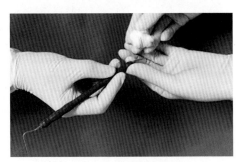

图 2-5-16　交换 1 号、2 号垂直加压器　　　图 2-5-17　协助清理加压器工作端

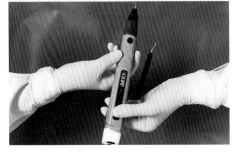
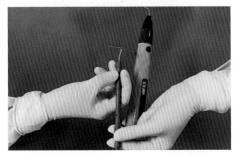

图 2-5-18　交换热牙胶充填仪　　　　　　图 2-5-19　交换 3 号、4 号垂直加压器

（11）根管充填完成后递暂封材料暂封（见图 2-1-7、图 2-1-8），递湿润小棉球清理暂封处。

（12）递橡皮障钳予医师，协助卸下橡皮障，并及时用吸唾管吸净患者口腔内的唾液（图 2-3-10）。

（三）术后护理

1. 整理用物
参见本章第一节。

2. 清洁消毒
参见本章第二节。

3. 健康宣教
（1）告知患者术后患牙出现不适感属于正常反应。如有剧烈反应随时就诊。

（2）嘱患者在治疗期间避免用患侧咀嚼。

（3）根管治疗后牙体组织易变脆，嘱患者避免用患牙咬硬物，防止牙体崩裂。建议根管充填后约 1 周无不适即可行冠修复。

三、风险防控

（1）所有患者尽可能使用橡皮障装置，避免高浓度冲洗液渗漏灼伤黏膜或小器械滑落造成误吞误吸。安装橡皮障时，谨防橡皮障夹脱落造成误吞误吸。

（2）传递携热器时注意避开患者口唇黏膜，做好防护措施，避免烫伤口角。

（3）用镊子夹取热牙胶时应夹稳，避免掉落患者口中造成误吞、误吸。

第六节 · 根尖切除术

根尖切除术是牙髓外科最重要和最常见的手术，包括根尖切除术、根尖搔刮术和根尖倒充填术。

一、根尖切除术的适应证

（1）根管治疗失败，不能进行根管再治疗或再治疗失败时。

（2）根尖囊肿。

二、根尖切除术的护理配合

（一）术前准备

1. 患者准备
（1）引导患者进入诊室，就座综合治疗椅，调节椅位、灯光。了解患者全身情况、口腔情况及心理状态，做好心理护理，减轻患者焦虑。

（2）再次向患者说明手术的流程、费用、配合注意事项等，并签署手术知情同意书。

2.用物准备

（1）常规用物　检查套装（口镜、探针、镊子）、三用枪、吸唾管、口杯、一次性胸巾、检查手套（图2-6-1）。

（2）局部麻醉用物　麻醉剂、专用注射针头、注射器、医用棉签、消毒液（图2-6-2）。

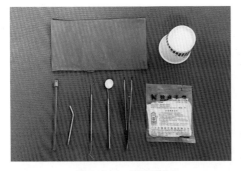

图 2-6-1　常规用物

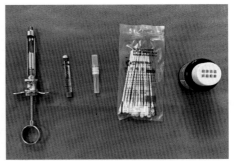

图 2-6-2　局部麻醉用物

（3）消毒用品　碘伏棉球（图2-6-3）。

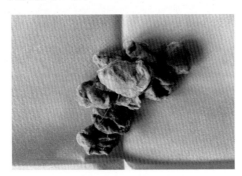

图 2-6-3　碘伏棉球

（4）相关设备　多功能超声根管治疗仪及超声手柄、倒预备工作尖、口腔手术显微镜。

（5）根尖手术器械及用物　根尖手术包（手术刀柄、无菌纱布、眼科剪、孔巾、车针、持针器、巾钳、倒充填器械、MTA收纳器、玻璃板、调拌刀、吸潮纸尖、骨膜分离器、挖匙、显微根尖口镜、显微探针、拉钩、敞口杯、干棉球、双碟）、无菌镊子罐、11号手术刀片、一次性使用吸引管、一次性防护套、一次性负压引流袋、注射器、手术衣、医用外科手套、缝线、高速反角牙科手机、小毛刷（图2-6-4、图2-6-5）。

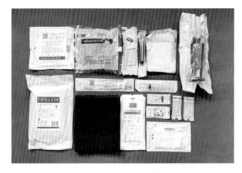

图 2-6-4　手术无菌物品

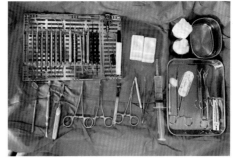

图 2-6-5　根尖手术包

（6）CGF 准备　CGF 离心机、采血针、止血带、采血管、消毒液、医用棉签（图 2-6-6）。

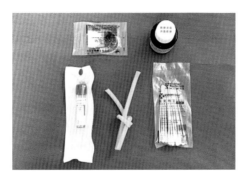

图 2-6-6　采血用物

（7）材料和药品　漱口水、MTA、生理盐水、地塞米松磷酸钠注射液、医用胶原蛋白海绵、10% 福尔马林。

（二）术中配合

（1）遵医嘱准备局麻用物。

（2）传递碘伏棉球予医师进行术前消毒（图 2-6-7、图 2-6-8）。

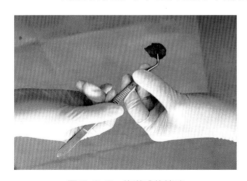

图 2-6-7　传递碘伏棉球

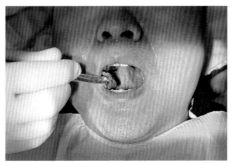

图 2-6-8　按规范进行术前消毒

（3）巡回护士协助安装一次性负压引流袋，连接一次性使用吸引管口（图 2-6-9）。

（4）医师及配台护士外科洗手，巡回护士协助打开无菌根尖手术包外层，协助医师及配台护士穿手术衣（图 2-6-10），戴无菌外科手套，协助医师铺孔巾，无菌管线保护（图 2-6-11）。

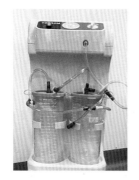
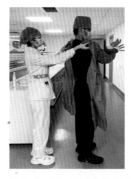
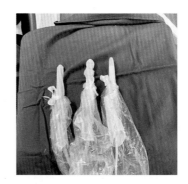

图 2-6-9　安装吸引瓶连接吸引管　　　图 2-6-10　协助穿手术衣　　　图 2-6-11　无菌管线保护

（5）连接一次性使用吸引管。

（6）根尖切除术操作

① 切开：将手术刀片安装于手术刀柄后递予医师（图 2-6-12），使用拉钩暴露术野（图 2-6-13），及时用吸引器吸净伤口渗血，保持术野清晰。

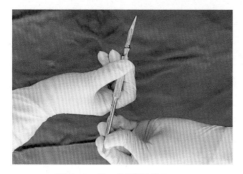
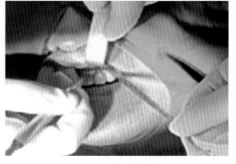

图 2-6-12　传递手术刀　　　　　　　　图 2-6-13　协助暴露术野

② 翻瓣：递骨膜分离器予医师（图 2-6-14），用纱布协助止血，及时用吸引器吸净伤口渗血（图 2-6-15）。

③ 必要时去骨：传递安装好长柄球钻的高速反角牙科手机（图 2-6-16），去骨操作时协助注射冷却生理盐水（图 2-6-17），并用吸引器及时吸净口内的血液、冲洗液及唾液。

④ 根尖周刮治：传递根尖挖匙（图 2-6-18）、止血钳（图 2-6-19）予医师，用无菌纱布随时擦净器械上的血迹及炎性物质（图 2-6-20），保持器械清洁。必要时递止血钳夹取囊肿物（图 2-6-21）。

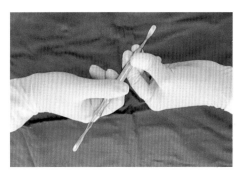

图 2-6-14　传递骨膜分离器

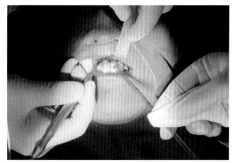

图 2-6-15　协助清理创面

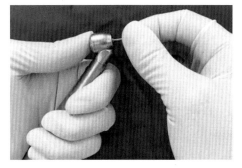

图 2-6-16　安装好长柄球钻

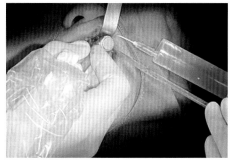

图 2-6-17　注射冷却生理盐水

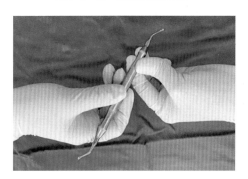

图 2-6-18　传递根尖挖匙

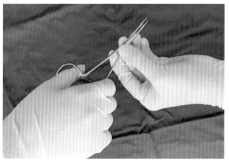

图 2-6-19　传递止血钳

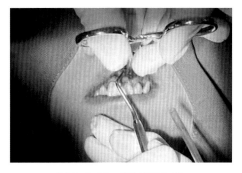

图 2-6-20　夹取囊性物质

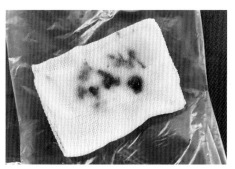

图 2-6-21　及时用纱布擦拭器械

⑤ 根尖切除：传递安装好长柄裂钻的高速反角牙科手机，根尖切除的同时注射冷却生理盐水，及时用吸引器吸净口内的血液、冲洗液及唾液（图 2-6-22）。

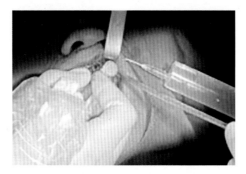

图 2-6-22　协助冲洗及吸净唾液

⑥ 根管倒预备：遵医嘱安装合适的超声工作尖并传递超声手柄予医师进行根管倒预备（图 2-6-23），协助确认根管倒预备情况（图 2-6-24）。递 20mL 生理盐水注射器反复冲洗术区（图 2-6-25），并持吸引器管协助吸净血液和唾液（图 2-6-26）。

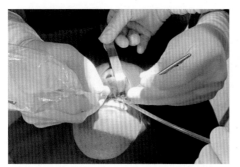

图 2-6-23　超声倒预备

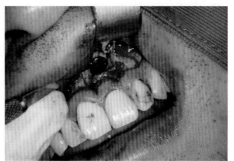

图 2-6-24　确认倒预备情况

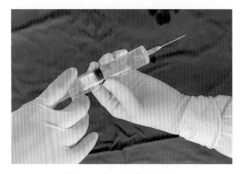

图 2-6-25　传递生理盐水

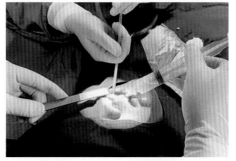

图 2-6-26　协助吸净唾液

⑦ 抽血：遵医嘱采集患者静脉血 8mL，放置离心机制作成自体浓缩生长因子（CGF，图 2-6-27、图 2-6-28）。

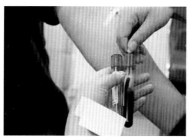
抽静脉血

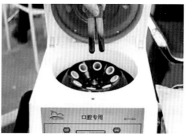
离心 CGF

图 2-6-27　采集静脉血并离心 CGF

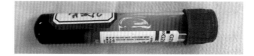

图 2-6-28　分离后的 CGF

⑧ 干燥倒预备洞口：传递无菌纱布，夹取无菌吸潮纸尖递予医师（图 2-6-29），以干燥术区（图 2-6-30）。

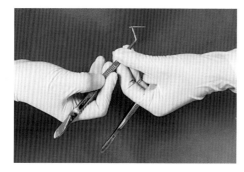

图 2-6-29　传递无菌吸潮纸尖

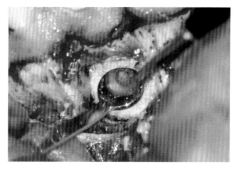

图 2-6-30　干燥倒预备洞型

⑨ 根管倒充填：巡回护士协助取适量的 MTA 粉和无菌蒸馏水，放于调拌玻板上用调拌刀调拌至糊状（图 2-6-31）。将调好的 MTA 放入收纳器，传递倒充填器械，遵医嘱分次调拌并传递 MTA 材料（图 2-6-32）。

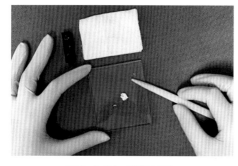

图 2-6-31　调拌 MTA

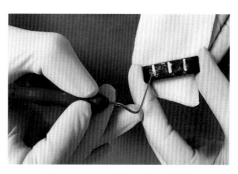

图 2-6-32　传递 MTA 予医师

⑩ 巡回护士协助将制作好的自体浓缩生长因子（CGF）递予医师，医师用镊子夹出，配台护士持剪刀剪断分离处，并吸干液体，医师将浓缩生长因子埋入根尖术区（图 2-6-33）。

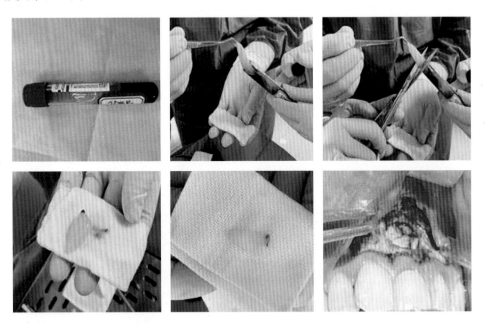

图 2-6-33　夹取制备好的 CGF 并埋入根尖术区

⑪ 清理、缝合：传递无菌纱布清理切口及周围组织，协助清点纱布。传递缝合针线，协助瓣复位并缝合伤口（图 2-6-34）。

⑫ 核对：双人核对药品名称、有效期、剂量等。抽吸地塞米松磷酸钠注射液递予医师为患者进行注射（图 2-6-35）。

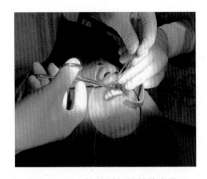
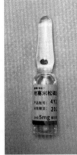
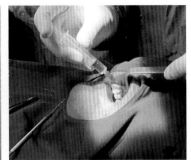

图 2-6-34　协助瓣复位并缝合伤口　　　图 2-6-35　抽吸地塞米松磷酸钠注射液并递予医师

⑬ 止血：配台护士将无菌纱布卷成长条递予医师（图 2-6-36），用于患者术区压迫止血（图 2-6-37）。

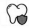

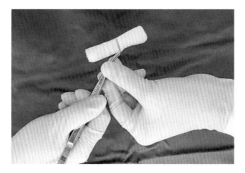

图 2-6-36 传递无菌纱布

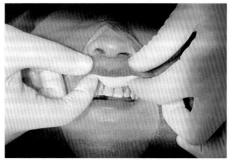

图 2-6-37 术区压迫止血

（三）术后护理

1. 整理用物

分类处理治疗后的用物。整理顺序：撤孔巾→防污膜→手机（冲洗手机管道30s）→弃吸唾管、口杯→冲洗痰盂、牙椅排水管道→治疗盘及器械（可重复使用器械椅旁清洁、分类放置）。

2. 清洁消毒

参见本章第二节。

3. 健康宣教

（1）嘱患者术后 2h 禁食，24h 内以偏冷的流质食物或软食为主，忌食刺激、热的食物，禁烟酒。

（2）24h 内间歇用冰袋冷敷术区，遵医嘱术后服消炎镇痛药。

（3）嘱患者 24h 内勿刷牙、漱口、吸吮伤口及频繁吐口水，防止伤口出血。

（4）告知患者术后 3 天内如术区出现轻度肿痛、体温升高（高于 37℃ 但低于 38℃）为正常的术后反应，可不予处理。

（5）术后 1 周内勿用患侧咬硬物，进食后用漱口水漱口保持清洁，防止感染。

（6）嘱患者出现不适应随时就诊，术后 5 ～ 7 天拆线。

三、风险防控

（1）需要使用麻醉剂时，应询问患者身体情况、过敏史、进食情况并观察患者麻醉剂注射后反应。

（2）使用显微镜时，提前调整好显微镜关节松紧度，避免仪器突然松落砸到患者。

（3）使用手术刀片、缝针等锐器时注意防范锐器伤。

（4）手术时间较长，术后慢慢调整椅位，嘱患者慢起身，避免直立性低血压造成晕厥或跌倒。

第七节 · 牙髓再生术

牙髓再生术又称为牙髓血运再生或者再生性牙髓治疗，主要是通过充分的根管消毒，使坏死的牙髓组织形成无菌的机制，再通过根刺根尖部的组织促使血液进入髓腔内，形成血凝块，继而形成类似于牙髓的一些组织，主要用于由于外伤、龋病或者畸形中央尖导致的牙髓坏死或者根尖周病变的年轻恒牙。牙髓血运再生术为治疗这类疾病提供了一种新的治疗方法。

一、牙髓再生术的适应证

由于外伤、龋病或者畸形中央尖导致的牙髓坏死或者根尖周病变的年轻恒牙。

二、牙髓再生术的护理配合

（一）术前准备

1. 患者准备

引导患者进入诊室，就座综合治疗椅上，调节椅位、灯光。初步了解患者全身情况、口腔情况及心理状态，减轻患者焦虑。

2. 用物准备

（1）常规用物　检查套装（口镜、镊子、探针）、三用枪、防污膜、吸唾管、护目镜、口杯、一次性胸巾、干棉球、高速牙科手机、低速牙科手机、合适的车针、检查手套（见图 2-1-1）。

（2）局部麻醉用物　麻醉剂、专用注射针头、注射器、医用棉签、消毒液（见图 2-1-2）。

（3）橡皮障隔湿用物　橡皮障布、打孔器、橡皮障夹、橡皮障钳、橡皮障支架、牙线、橡皮障定位模板、咬合垫、剪刀、充填器（见图 2-1-3）。

（4）牙髓再生用物　根管锉、20mL 注射器、5mL 注射器、垂直加压器、玻璃板、调拌刀、棉球若干、纱布若干、吸潮纸尖（图 2-7-1）。

（5）药品材料　MTA、生理盐水、次氯酸钠消毒液、17% EDTA 溶液、头孢克洛片、甲硝唑片、盐酸环丙沙星片、玻璃离子充填材料、暂封材料（参照复合树脂修复术，图 2-7-2）。

3. 其他准备

口腔手术显微镜、病历、影像学检查资料、知情同意书。

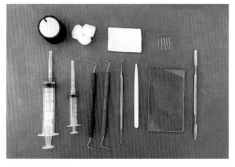

图 2-7-1　牙髓再生用物

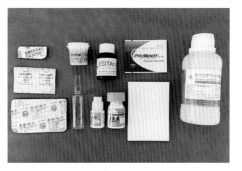

图 2-7-2　药品材料

（二）术中配合

1. 初诊：第一阶段

（1）协助医师进行口腔常规检查，确定病因，作出诊断。

（2）向患者及其监护人介绍和解释"牙髓血管再生术"的优缺点，征求患者及其监护人的同意，并签署知情同意书。

（3）术前拍摄根尖片，根据 X 线片测量根管长度，并做好病历记录（病史采集卡、临床检查卡）。

2. 初诊：第二阶段

（1）麻醉　遵医嘱准备局部麻醉用物。

（2）隔湿　协助医师安装橡皮障装置（见图 2-1-10）。

（3）开髓　安装有合适车针的高速牙科手机、低速牙科手机递予医师（见图 2-1-7），开髓形成直线通路；及时吸净唾液保持术野清晰（见图 2-1-8）。

（4）冲洗根管　用 20mL 注射器抽吸次氯酸钠溶液（可根据患牙情况选择浓度）递予医师，在根管上 2/3 处轻柔地冲洗。再抽吸生理盐水递予医师，在根管上 2/3 处轻柔地冲洗。及时使用吸唾管吸净唾液。

（5）干燥根管　递纸尖予医师干燥根管。

（6）调拌三联抗生素糊剂（头孢克洛∶甲硝唑∶环丙沙星 =1∶1∶1，图 2-7-3），装于 1mL 注射器内并递予医师置入根管内。

（7）调拌玻璃离子水门汀递予医师暂封冠部，嘱患者 1～4 周后复诊（图 2-7-4）。

（8）卸橡皮障　递橡皮障钳予医师，协助卸下橡皮障，并及时用吸唾管吸净患者口腔内的唾液（图 2-3-10）。

3. 复诊：第一次

（1）麻醉　遵医嘱准备局部麻醉用物。

（2）隔湿　协助医师安装橡皮障装置（图 2-1-10）。

（3）去除暂封物　将安装合适车针的高速牙科手机递予医师去除暂封物及根管内封药，及时吸净唾液保持术野清晰。

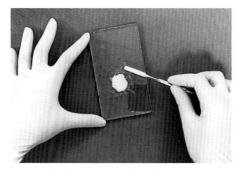

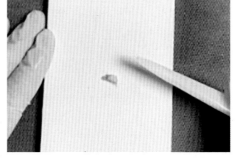

图 2-7-3　调拌三联抗生素糊剂　　　　　图 2-7-4　调拌玻璃离子水门汀

（4）冲洗根管　用 20mL 注射器抽吸 17% EDTA 递予医师，在根管上 2/3 处轻柔冲洗，再抽吸生理盐水在根管上 2/3 处轻柔地冲洗。

（5）干燥根管　递纸尖予医师干燥根管（见图 2-6-29）。

（6）遵医嘱传递合适型号的 K 锉予医师，刺激根尖周组织引起根管内出血，待血液充盈至牙颈部时，递无菌小棉球（直径大约 3mm）蘸生理盐水略微挤干递予医师，置于根管内。

（7）调拌 MTA，递输送器予医师，协助放置 MTA 材料（图 2-6-32）。

（8）递湿棉球予医师置于 MTA 上方，取暂封材料并传递予医师暂时封闭冠部。

（9）卸下橡皮障　协助医师拆除橡皮障装置（图 2-3-10），嘱患者在候诊区等候 2h。

（10）2h 后去除暂封物，协助医师使用复合树脂永久充填（操作方法参照复合树脂修复术）。

（11）嘱患者常规拍 X 线片，以检查治疗操作的情况。

（三）术后护理

1. 整理用物

参见本章第一节。

2. 清洁消毒

参见本章第二节。

3. 健康宣教

（1）告知患者术后 24h 内以偏冷的流食或软食为主，忌食刺激性食物，勿咬硬物。

（2）术后注意口腔卫生，保持口腔清洁，预防感染。

（3）定期复查，嘱患者在此治疗后的 3 个月、6 个月、9 个月、12 个月、18 个月进行复诊。

三、风险防控

（1）需要使用麻醉剂时，应询问患者身体情况、过敏史、进食情况并观察患者麻醉剂注射后反应。

（2）使用显微镜时，提前调整好显微镜关节松紧度，避免仪器突然松落砸到患者。

（3）患者上、下牙椅时，应提前将显微镜关节收放好，避免患者头部或肢体发生碰撞。

（4）治疗过程中使用橡皮障应避免发生细小器械误吞、误吸，避免高浓度冲洗液渗漏损伤黏膜。

第八节 · 牙齿诊室外漂白操作技术

将漂白剂涂抹在牙齿表面，在短时间内使漂白剂透过牙本质小管，与沉积在牙齿表面以及生成的色素产生氧化还原反应，打断色素破坏，从而达到漂白的目的。

一、牙齿诊室外漂白操作技术的适应证

（1）多数未知诱因引发的牙齿表面黑黄变色。
（2）外源性色素沾染（烟渍、咖啡、可乐）。
（3）内源性色素沉着（四环素牙等）。
（4）先天性色泽不均。
（5）氟斑牙。

二、牙齿诊室外漂白操作技术的禁忌证

未满 16 岁者、孕妇、哺乳期人群、严重的牙周病患者、高度敏感性牙齿、牙釉质发育不全或有较多缺损者不宜进行此项操作。

三、牙齿诊室外漂白操作技术的护理配合

（一）术前准备

1. 患者准备
引导患者进入诊室，就座于综合治疗椅上，调节椅位、灯光。初步了解患者全身情况、口腔情况及心理状态，减轻患者焦虑。
2. 用物准备
（1）常规用物　检查套装（口镜、探针、镊子）、低速牙科手机、三用枪、

凡士林棉签、防污膜、一次性胸巾、口杯（图2-8-1）。

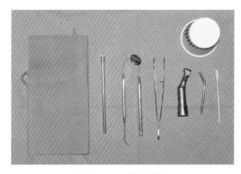

图2-8-1 常规用物

（2）外漂白用物 漂白材料一套（包括牙齿漂白凝胶及注射头、牙龈保护剂）、吸唾管、开口器、比色板、护目镜、光固化灯（图2-8-2）。

（3）拍摄用物 相机、拉钩、反光板（图2-8-3）。

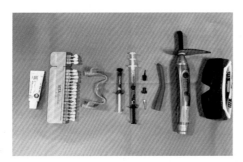

图2-8-2 外漂白用物

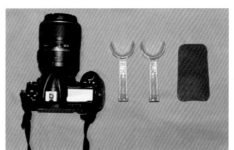

图2-8-3 拍摄用物

（二）术中配合

（1）术前准备及比色 用凡士林棉签湿润口角（图2-8-4），防止牵拉造成患者痛苦，护士递予比色板及开口器并协助医师牵拉患者口角进行术前拍照（图2-8-5），确认患者美白前牙齿的颜色。

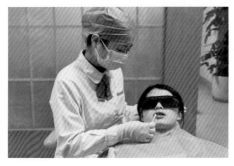

图2-8-4 湿润口角

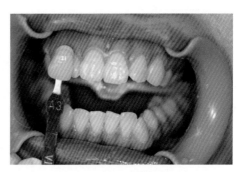

图2-8-5 协助比色

（2）清洁牙面及牙龈保护 将安装好抛光刷的低速牙科手机递予医师（图 2-8-6），协助医师清洁牙面；递予牙龈保护剂（图 2-8-7），协助医师进行牙龈保护（图 2-8-8），护士开启光固化灯，调节照射时间（20s），递给予医师（图 2-8-9），使牙龈保护剂固化。

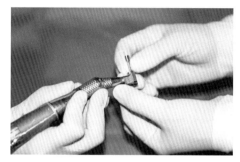

图 2-8-6 安装抛光刷

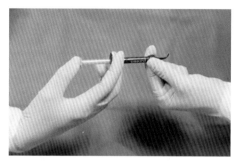

图 2-8-7 传递牙龈保护剂

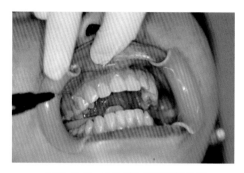

图 2-8-8 协助医师进行牙龈保护

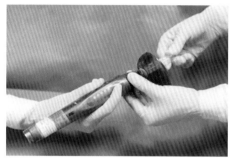

图 2-8-9 传递光固化灯

（3）涂抹美白凝胶 护士将漂白材料 A、B 制剂均匀混合并安装美白凝胶注射头递予医师（图 2-8-10），协助医师将美白凝胶均匀涂布于患者上、下患牙的牙面上（图 2-8-11），厚度为 2～3mm。

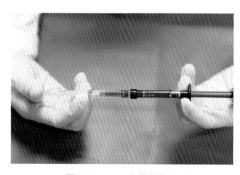

图 2-8-10 安装美白凝胶

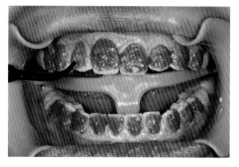

图 2-8-11 协助涂布

（4）15min 后使用吸唾管协助医师及时吸除牙面的美白凝胶（图 2-8-12、图 2-8-13）。

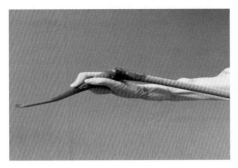

图 2-8-12　安装吸唾管

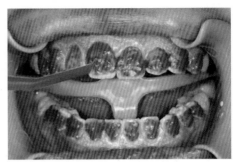

图 2-8-13　协助吸唾

（5）重复（3）、（4）步骤 3～4 次，查看时间并通知医师，最后协助医师去除漂白凝胶和牙龈保护剂及开口器。

（6）术后比色、照相　护士递予比色板，拉钩（图 2-8-14），协助比色（图2-8-15），准备相机拍照记录并存档留取术后资料。

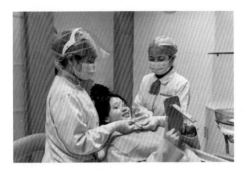

图 2-8-14　传递比色板，拉钩

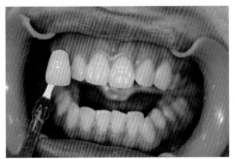

图 2-8-15　协助比色

（三）术后护理

1. 整理用物
参见本章第一节。

2. 清洁消毒
参见本章第二节。

3. 健康宣教
（1）漂白术后牙本质小管开放，外部刺激影响牙髓可能导致酸痛、牙齿敏感等症状，一般在术后 1～2 天消失，如不能耐受可遵医嘱服用止痛片。

（2）嘱患者 24h 以内避免食用含有色素的食物、饮料及过冷或过热的刺激性食物，避免使用含有色素的牙膏或漱口水。

四、风险防控

（1）清除美白凝胶时使用吸唾管及时吸走美白凝胶。

（2）禁止用水冲洗，防止刺激黏膜。

第九节 · 氟化物的应用

氟化物可以抑制致龋链球菌的合成，减少细菌和菌斑在牙面上的黏附。氟离子可降低牙釉质中羟基磷灰石的溶解度，防止脱矿，同时还可以促进牙釉质的再矿化。临床上采用局部用氟的方法，将氟化物直接用于牙齿的表面，目的是增加牙齿的抗龋能力。常见的氟化物制剂有含氟涂料、含氟凝胶、氟化泡沫等。

一、氟化物的应用禁忌证

支气管哮喘、坏死溃疡性龈炎、口炎以及对氟化物任何成分过敏的患者禁用。

二、氟化物的应用护理配合

（一）术前准备

1. 患者准备

引导患者进入诊室，就座于综合治疗椅上，调节椅位、灯光。初步了解患者全身情况、口腔情况及心理状态，减轻患者焦虑。

2. 用物准备（以含氟涂料为例）

（1）常规用物 检查套装（口镜、探针、镊子）、一次性胸巾、低速牙科手机、三用枪、吸唾管、口杯、抛光刷（图2-9-1）。

（2）氟化物涂布用物 含氟涂料一支、涂氟毛刷、氟化物容器、牙线（图2-9-2）。

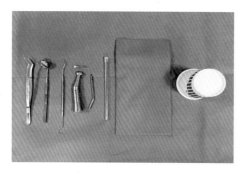

图2-9-1 常规用物

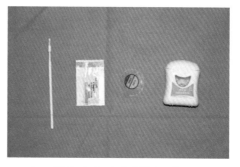

图2-9-2 氟化物涂布用物

（二）术中配合

1. 讲解涂布过程

用实物讲解氟化物涂布的主要过程，减轻患儿的焦虑情绪。

2. 清洁

将装好抛光刷的低速牙科手机递予医师（图2-9-3），协助医师抛光（图2-9-4）、清洁干燥牙面。

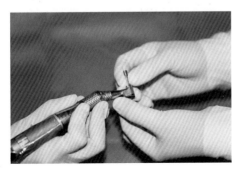

图 2-9-3　安装抛光刷

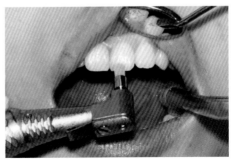

图 2-9-4　协助抛光

3. 氟化物

取适量氟于容器中（图2-9-5）。

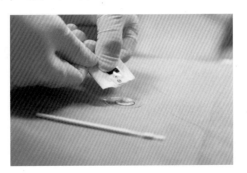

图 2-9-5　取适量氟于容器中

4. 涂布

将蘸好氟化物的毛刷（图2-9-6）递予医师进行涂布（涂布在最易患龋的部位，点隙窝沟和邻面，图2-9-7），必要时传递牙线将涂料使用到邻间隙。

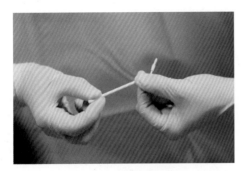

图 2-9-6　蘸取氟化物

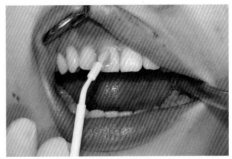

图 2-9-7　协助涂布

5. 固化

涂布完成后，嘱咐患儿闭口，材料遇唾液固化，固化需 1 ~ 2min。

（三）术后护理

1. 整理用物

分类处理治疗后的用物。整理顺序：撤一次性胸巾→防污膜→手机（冲洗手机管道 30s）→弃吸唾管、口杯→冲洗痰盂、牙椅排水管道→治疗盘及器械（可重复使用器械椅旁清洁及消毒、分类放置）。

2. 清洁消毒

遵循由洁到污的原则。清洁消毒顺序：取消毒湿巾→工作手柄接头→手接触点→牙椅污染处→排水管道接头→痰盂外周→弃手套。

3. 健康宣教

（1）术后 30min 内禁水，4h 内避免进食较硬食物，以免降低材料的防龋效能。

（2）建议涂氟当晚不要刷牙。

（3）及时复查，可 3 个月或 6 个月复诊一次。

（4）保持口腔卫生，每日至少早、晚各刷牙一次，晚上刷牙后避免进食，邻面拥挤易发生食物嵌塞的部位应用牙线协助清除。

三、风险防控

（1）氟对人体的作用与剂量有关，大剂量的氟对人体有害，因此使用过程中不宜过多。

（2）操作过程一旦观察到任何不良反应，应立即停止操作，并协助患者刷牙漱口去除氟化物。

第十节 · 窝沟封闭术

窝沟封闭术是指不去除牙体组织，在牙齿𬌗面、颊面或舌面的点隙裂沟涂布一层粘接性树脂材料，保护釉质不受细菌及代谢产物侵蚀，达到早期防止龋病发生的预防性治疗方法。

一、窝沟封闭术的适应证

（1）深窝沟，特别是可以插入或卡住探针（包括可疑龋）的窝沟。

（2）牙齿萌出后达到𬌗平面，龋齿尚未形成，且牙冠窝沟点隙均完全暴露于口腔后。

（3）患者口内其他牙齿，特别是对侧同名患龋或有患龋倾向的牙齿。

（4）最佳封闭年龄：乳磨牙在 3～4 岁，第一恒磨牙在 6～7 岁，第二恒磨牙在 11～13 岁。

二、窝沟封闭术的护理配合

（一）术前准备

1. 患者准备

引导患者进入诊室，就座综合治疗椅上，调节椅位、灯光。初步了解患者全身情况、口腔情况及心理状态，减轻患者焦虑。

2. 用物准备

（1）常规用物　检查套装（口镜、探针、镊子）、低速牙科手机、抛光毛刷（或橡皮杯）、一次性胸巾、三用枪、吸唾管、口杯（见图 2-9-1）。

（2）窝沟封闭用物　清洁剂（或不含氟牙膏）、酸蚀剂、窝沟封闭剂、光敏固化灯（图 2-10-1）。

（二）术中配合

1. 检查

传递口镜、探针，检查患者牙齿窝沟状态，确认需要封闭的牙位。

2. 清洁牙面

安装抛光毛刷（或橡皮杯）于低速牙科手机上，蘸取适量清洁剂，递予低速牙科手机给医师，协助进行窝沟清洁（图 2-10-2）。

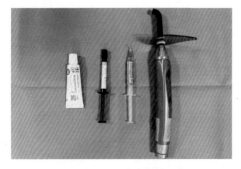
图 2-10-1　窝沟封闭用物

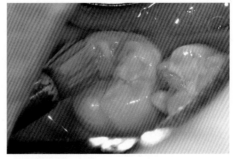
图 2-10-2　协助清洁

3. 冲洗

协助医师用三用枪水雾清洗窝沟点隙，护士及时用吸唾管吸除水雾（图 2-10-3）。传递探针（图 2-10-4），检查是否留有残余清洁剂。

4. 酸蚀及干燥

传递棉卷协助医师隔湿、传递酸蚀剂（图 2-10-5）协助医师进行酸蚀

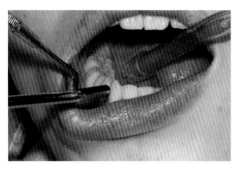

图 2-10-3　协助吸净唾液

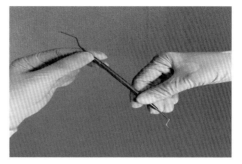

图 2-10-4　传递探针

（图 2-10-6），计时 20 ～ 30s（乳牙酸蚀 60s），酸蚀后协助医师彻底冲洗牙面 10 ～ 15s，吹干牙面 15s，及时用吸唾管吸除冲洗液。协助更换棉卷隔湿。

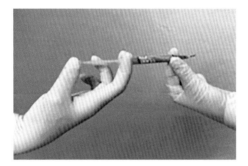

图 2-10-5　传递酸蚀剂

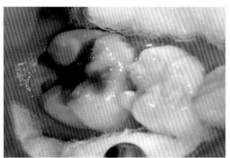

图 2-10-6　协助酸蚀

5. 涂布

传递窝沟封闭剂（图 2-10-7），协助医师将窝沟封闭剂涂布于酸蚀后的牙面上（图 2-10-8）。

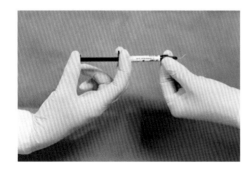

图 2-10-7　传递窝沟封闭剂

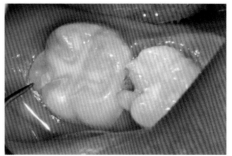

图 2-10-8　协助涂布

6. 固化

调节光固化灯照射时间并递予医师，协助医师光照固化（图 2-10-9）窝沟封闭剂并及时吸净唾液，保持治疗面干燥。

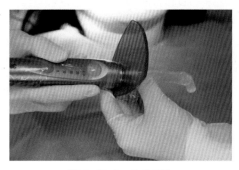

图 2-10-9　协助固化

7. 检查

传递镊子予医师，取出隔湿棉卷，嘱患者漱口。传递口镜、探针，调整光源，协助医师检查固化和封闭情况。

（三）术后护理

1. 整理用物
参见本章第一节。

2. 清洁消毒
参见本章第二节。

3. 健康宣教
（1）窝沟封闭术后嘱患者定期（3 个月、半年或 1 年）复查。
（2）观察封闭剂保留情况，如有脱落应重新做封闭。

三、风险防控

（1）窝沟封闭的成败与隔湿效果密切相关，因此在治疗过程中应注意观察患者口内唾液分泌情况，及时更换棉卷，保持治疗面全程干燥。
（2）使用光敏固化灯固化窝沟封闭剂时，医护患均需戴护目镜，避免治疗光束对眼球造成损害。

第三章

口腔修复专业相关治疗的护理配合及风险防控

第一节 · 冠／固定桥修复

　　全冠是用牙科材料制作的覆盖全部牙冠的修复体。固定桥是修复牙列中一个或几个缺失牙的修复体，依靠粘接剂或固定装置与缺牙两侧预备好的基牙连接在一起，从而恢复牙体缺损及缺失牙的解剖形态与生理功能。

　　全冠根据其结构和使用材料不同可分为几种类型，本节主要以全瓷冠修复临床护理配合技术为例。固定桥的种类较多，目前临床上双端固定桥的应用最广，本节以双端固定桥义齿修复临床护理配合技术为例。因其临床治疗步骤及护理配合流程与冠修复相似，故将冠／固定桥修复的护理配合都在本章节叙述。

一、冠／固定桥修复的适应证

1.冠

　　（1）牙体缺损严重，余留的牙体组织不能单独承受正常范围𬌗力，采用其他修复体难以获得足够固位力，且预备体可为冠提供固位和抗力者。

　　（2）牙体缺损较大，美学要求高，其他保存修复无法达到要求者。

　　（3）因发育问题、釉质发育不全、错位扭转牙等需采用修复的方法改善牙冠形态者。

　　（4）严重牙本质过敏，其他治疗方法无效者。

　　（5）隐裂牙需预防牙折者。

　　（6）可摘局部义齿的基牙需改形、保护者。

2.固定桥

　　（1）适合少数牙缺失且非牙列远端游离端缺失或者少数牙的间隔缺失者。

　　（2）基牙的牙体组织能满足抗力、固位型的要求。

　　（3）缺牙区的牙槽嵴在拔牙或术后3个月完全愈合，牙槽嵴吸收基本稳定者。

二、冠／固定桥牙体预备的护理配合

（一）术前准备

1.患者准备

　　核对患者信息，引导就座。调节椅位、灯光。初步了解患者全身情况、口腔情况及心理状态，减轻患者焦虑。与医师、患者核对牙位及治疗计划（图3-1-1）。

2.用物准备

　　（1）常规用物　口杯、检查套装（口镜、探针、镊子）、高速牙科手机（或低速直牙科手机）、三用枪、吸唾管、干棉球、75%酒精棉球、一次性胸巾、护目镜、必要时备麻醉剂、专用注射针头、注射器、医用棉签（图3-1-2）。

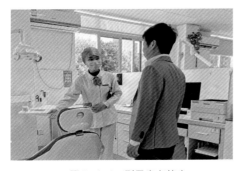

图3-1-1　引导患者就座

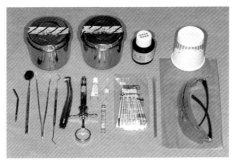

图3-1-2　常规用物

（2）牙体预备用物　金刚砂车针、咬合间隙测量片、酒精灯，打火机、咬合纸、基托蜡（图3-1-3）。

（3）排龈用物　排龈线、眼科剪、排龈器、排龈止血膏（图3-1-4）。

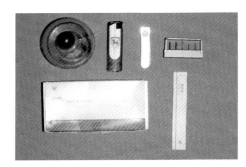

图3-1-3　牙体预备用物

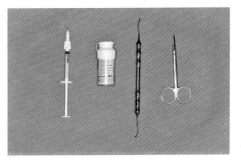

图3-1-4　排龈用物

（4）印模制取用物（常用制取印模方法）

① 藻酸盐印模材料：藻酸盐印模材料、托盘、橡皮碗（或藻酸盐全自动混配机、混配碗）、调拌刀、水计量器、量勺（图3-1-5）。

② 机混聚醚橡胶印模材料：聚醚橡胶印模材料、聚醚混合机、一次性混合头、聚醚专用注射器、托盘（图3-1-6）。

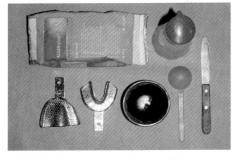

图3-1-5　藻酸盐印模材料

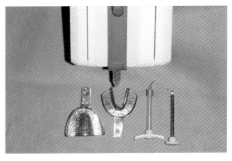

图3-1-6　机混聚醚橡胶印模材料

③ 硅橡胶印模材料：硅橡胶印模材料、计量勺、硅橡胶材料混合枪、一次性混合头、托盘（图 3-1-7）。

④ 3D 口内扫描：扫描仪、扫描镜头（图 3-1-8）。

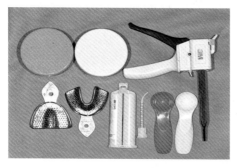

图 3-1-7　硅橡胶印模材料

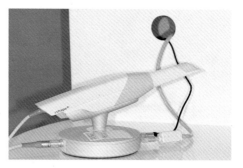

图 3-1-8　3D 口内扫描

（5）咬合记录用物　硅橡胶咬合记录材料、专用混合枪及一次性混合头（图 3-1-9）。

（6）制作临时冠用物（以丙烯酸树脂法为例）　丙烯酸树脂材料及混合枪、一次性混合头、打磨车针（金刚砂车针、树脂切盘、树脂磨头、抛光磨头）、咬合纸、暂时粘接水门汀、调拌纸板、调板刀（图 3-1-10）。

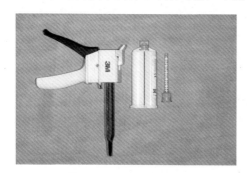

图 3-1-9　咬合记录用物

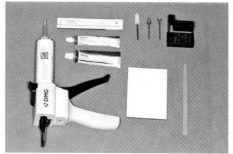

图 3-1-10　临时冠用物

（7）比色用物　比色板、镜子（图 3-1-11）。

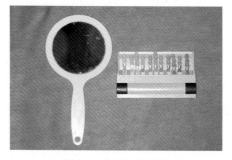

图 3-1-11　比色用物

（二）术中配合

1. 牙体预备

遵医嘱（活髓牙预备）准备麻醉剂并传递予医师（图3-1-12）进行局部麻醉。根据医师要求在高速牙科手机上安装各类金刚砂车针，预备过程中使用三用枪及吸唾管保持术野清晰。

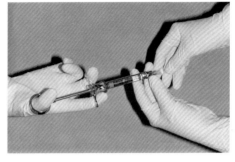

图3-1-12 传递麻醉剂

2. 咬合检测

遵医嘱传递医师咬合测试材料。

3. 排龈

遵医嘱传递排龈用物，提前准备合适长度、数量的排龈线，预弯排龈线（图3-1-13），传递排龈器（图3-1-14）供医师使用。

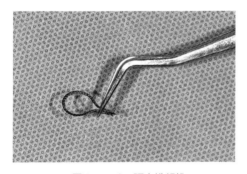

图3-1-13 预弯排龈线

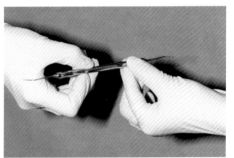

图3-1-14 传递排龈器

4. 印模制取

选择合适托盘传递医生试托盘，遵医嘱调拌所需印模材料（以硅橡胶印模材料一部法为例）（图3-1-15～图3-1-18），材料凝固期间，观察患者反应，协助患者减轻不适症状。

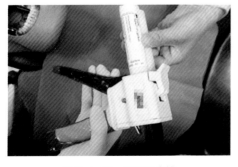

图3-1-15 传递混合枪

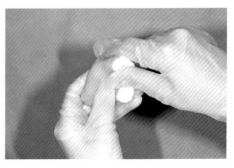

图3-1-16 揉捏硅橡胶粗模

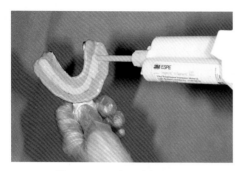

图 3-1-17　注入硅橡胶轻体

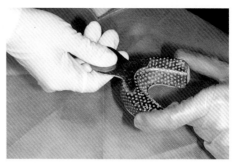

图 3-1-18　传递托盘予医师

5. 确定咬合关系（遵医嘱必要时）

传递医师𬌗位记录硅橡胶混合机（图 3-1-19），注入咬合硅橡胶（图 3-1-20），妥善保存𬌗位记录。

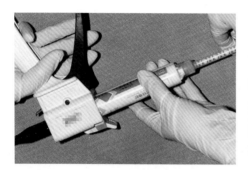

图 3-1-19　传递咬合硅橡胶混合机

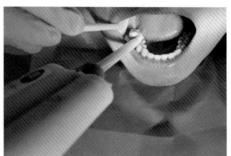

图 3-1-20　注入咬合硅橡胶

6. 比色（瓷修复体步骤）

在自然适宜光线下，传递相应的比色板予医师（图 3-1-21），递镜子给患者。协助比色并做记录。

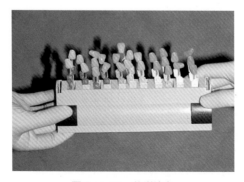

图 3-1-21　传递比色

7. 制作临时冠（以直接法为例）

如牙冠完整，牙体预备前遵医嘱调拌印模材料制取印模；不完整的牙冠需恢复牙体形态后取模并妥善保存。将临时冠材料注入牙体预备前制取的印模内（图 3-1-22），递予医师（图 3-1-23），口内就位，凝固后取出。协助医师临时冠调改、抛光、检查咬合。调拌暂时粘接材料，均匀涂于修复体内递给医师，口内就位。粘固后传递探针，供医师清理多余粘接材料，粘接完毕，擦净患者口周。

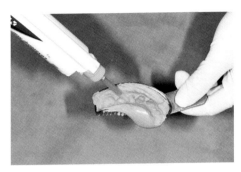
图 3-1-22　将临时冠材料注入印模

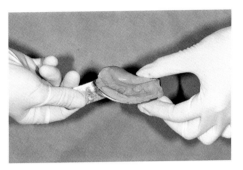
图 3-1-23　将印模递予医师

（三）术后护理

1. 整理用物

分类处理治疗后的用物。整理顺序：撤一次性胸巾→防污膜→手机（冲洗手机管道 30s）→弃吸唾管、口杯→冲洗痰盂、牙椅排水管道→治疗盘及器械（可重复使用器械椅旁清洁、分类放置）。

2. 清洁消毒

遵循由洁到污的原则。清洁消毒顺序：取消毒湿巾→工作手柄接头→手接触点→牙椅污染处→排水管道接头→痰盂外周→弃手套。

3. 预约复查

预约复查时间、告知患者复查内容，将凝固后的殆记录、消毒好的印模及技工单填写好并转送技工室。

4. 健康宣教

（1）告知患者正确的刷牙及使用牙线方法，必要时使用牙间隙刷、牙缝刷等清洁工具。

（2）临时冠具有保护基牙，暂时填补缺牙位置，防止对颌牙过长及相邻牙齿向缺隙倾倒的作用，不能承受过大的咬合力量，嘱患者避免咬过硬或过黏的食物。

（3）活髓牙牙体预备后，易出现牙齿敏感现象，嘱患者避免进食过冷、过热等对牙髓有刺激的食物。如果牙齿出现剧烈疼痛，应立即到医院就诊。

（4）若临时冠松动或脱落，应及时与医师联系。

三、基底冠试戴的护理配合

（一）术前准备

1. 患者准备

核对患者信息，引导就座。调节椅位、灯光。初步了解患者全身情况、口腔情况及心理状态，减轻患者焦虑，与医师、患者核对牙位，核对修复体。

2. 用物准备

（1）常规用物　检查套装（口镜、探针、镊子）、口杯、高速牙科手机、低速直牙科手机、三用枪、吸唾管、防污膜、一次性胸巾、护目镜、75% 酒精棉球、棉卷，必要时准备麻醉剂、专用注射针头、注射器、消毒液、医用棉签。

（2）试冠用物　去冠器、金刚砂车针、咬合纸、咬合纸镊、卡尺（图 3-1-24）。

（3）暂黏用物　暂时粘接水门汀、调拌刀、调拌纸板（图 3-1-25）。

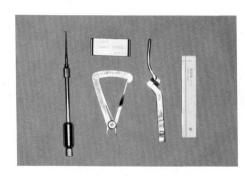　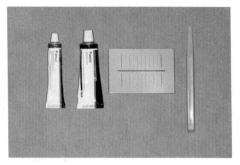

图 3-1-24　试冠用物　　　　　　图 3-1-25　暂时粘接用物

（二）术中配合

（1）基底冠试戴

① 拧紧去冠器各关节递予医师（图 3-1-26），协助取下临时冠／桥，用 75% 酒精棉球消毒临时冠，吹干备用。

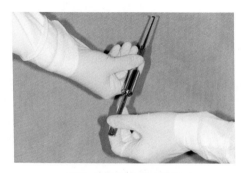

图 3-1-26　传递去冠器

② 传递咬合纸及探针，检查基地冠就位、固位及其颈缘密合和邻面接触情况，遵医嘱在高速牙科手机上安装金刚砂车针，及时使用强力吸引管吸除粉末。准备擦手纸供医师随时擦干手套，防止修复体误吞。

③ 准备卡尺，传递予医师（图 3-1-27）并测量基底冠厚度（图 3-1-28）。协助医师试戴基底冠。

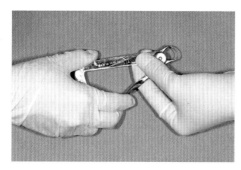

图 3-1-27　传递卡尺

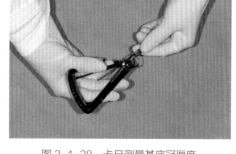

图 3-1-28　卡尺测量基底冠厚度

（2）临时冠粘接　按照产品使用要求调拌暂时粘接水门汀（图 3-1-29），涂布于临时冠内递予医师在口内就位。待粘接剂凝固后传递探针予医师，协助清除临时冠周围残留粘接材料。

（3）用 75% 酒精棉球消毒基底冠，放置模型上。

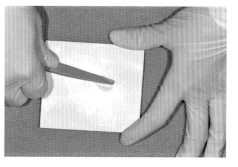

图 3-1-29　调拌暂时粘接水门汀

（三）术后护理

1. 整理用物

分类处理治疗后的用物。整理顺序：撤一次性胸巾→防污膜→手机（冲洗手机管道 30s）→弃吸唾管、口杯→冲洗痰盂、牙椅排水管道→治疗盘及器械（可重复使用器械椅旁清洁、分类放置）。

2. 清洁消毒

遵循由洁到污的原则。清洁消毒顺序：取消毒湿巾→工作手柄接头→手接触点→牙椅污染处→排水管道接头→痰盂外周→弃手套。

3. 预约复查

预约复查时间、告知患者复查内容，将技工单填写好和基底冠及模型一起转送技工室。

4. 健康宣教

（1）告知患者正确的刷牙及使用牙线方法，必要时使用牙间隙刷、牙缝刷等清洁工具。

（2）暂时临具有保护基牙，暂时填补缺牙位置，防止对颌牙过长及相邻牙齿向缺隙倾倒的作用，不能承受过大的咬合力量，嘱患者避免咬过硬或过黏的食物。

（3）活髓牙牙体预备后，易出现牙齿敏感现象，嘱患者避免进食过冷、过热等对牙髓有刺激的食物，如果牙齿出现剧烈疼痛，应立即到医院就诊。

（4）若临时冠松动或脱落，应及时与医师联系。

四、冠／固定桥修复体试戴与粘接护理配合

（一）术前准备

1. 患者准备

核对患者信息，引导就座，调节椅位、灯光。初步了解患者全身情况、口腔情况及心理状态，减轻患者焦虑。与医师、患者核对牙位，核对修复体。

2. 用物准备

（1）常规用物　检查套装（口镜、探针、镊子）、口杯、高速牙科手机、低速直牙科手机、三用枪、吸唾管、防污膜、一次性胸巾、护目镜、棉卷、75% 酒精棉球、镜子。

（2）戴冠用物　咬合纸、去冠器、金刚砂车针、调拌刀、调拌纸板、树脂粘接水门汀、粘接剂、小毛刷、牙线、洁治器、光固化灯（图 3-1-30）

（二）术中配合

1. 冠／固定桥试戴

（1）拧紧去冠器关节，将去冠器递予医师（图 3-1-31），协助取下临时冠／桥。准备纸巾或小毛巾供医师随时擦干手套，防止修复体误吞。

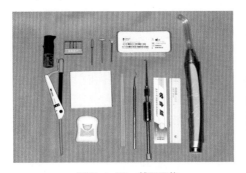
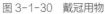

图 3-1-30　戴冠用物

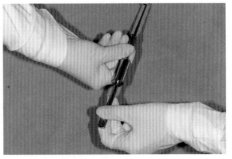

图 3-1-31　传递去冠器

（2）传递探针，检查冠边缘就位情况。传递咬合纸（图 3-1-32）予医师检查修复体就位、咬合，遵医嘱在高速牙科手机、低速直牙科手机上分别安装相应车

针/磨头（图 3-1-33），在医师调磨其形态时用强力吸引管吸除粉尘。准备薄咬合纸及牙线递予医师检查接触点。

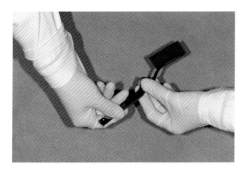

图 3-1-32　传递咬合纸

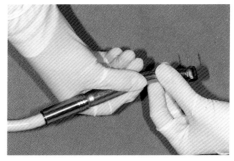

图 3-1-33　安装车针/磨头

（3）关闭治疗灯，递镜子予患者确认牙冠外形、颜色等。

2. 冠/固定桥粘接

75% 酒精棉球消毒修复体并吹干。将小毛刷蘸取粘接剂并递予医师处理基牙。严格按照产品使用说明书调制树脂粘接水门汀（图 3-1-34），用调拌刀将粘接剂均匀涂布于修复体的内壁（图 3-1-35）递予医师。传递牙冠（图 3-1-36）修复体就位后，递探针予医师，确认就位情况，传递光固化灯协助固化。待材料完全凝固后递洁治器（图 3-1-37）和牙线予医师，清理残存材料。

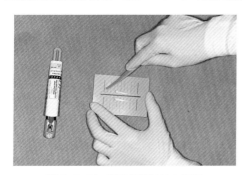

图 3-1-34　调拌树脂粘接水门汀

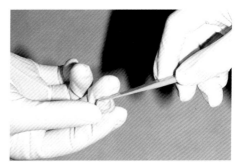

图 3-1-35　涂布粘接水门汀

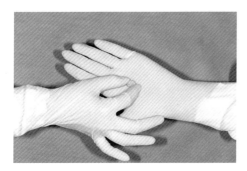

图 3-1-36　传递牙冠

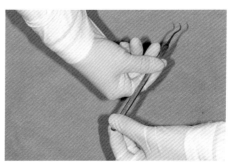

图 3-1-37　传递洁治器

（三）术后护理

1. 整理用物

分类处理治疗后的用物。整理顺序：撤一次性胸巾→防污膜→手机（冲洗手机管道30s）→弃吸唾管、口杯→冲洗痰盂、牙椅排水管道→治疗盘及器械（可重复使用器械椅旁清洁、分类放置）。

2. 清洁消毒

遵循由洁到污的原则。清洁消毒顺序：取消毒湿巾→工作手柄接头→手接触点→牙椅污染处→排水管道接头→痰盂外周→弃手套。

3. 健康宣教

（1）告知患者正确的刷牙和使用牙线的方法，必要时使用牙间隙刷、牙缝刷等清洁工具，向患者解释保持牙周健康对修复体及其基牙的意义。

（2）修复体粘接后，24h内勿用患侧咬过硬或过黏的食物。

（3）金属冠硬度较高，避免用患牙咬硬物，以免伤及对颌牙。烤瓷冠在咬硬物时易造成崩瓷现象，影响美观。

（4）定期复查，一般每半年或1年复查1次。如感觉不适或出现义齿松动等异常，应及时就医。

五、风险防控

（1）确认车针是否安装就位，以防操作时车针突然从牙科手机上脱落飞出。

（2）对于高血压、心脏病的患者，排龈线中不宜含有盐酸肾上腺素。

（3）由于印模材料具有一定的流动性，制取印模前告知患者注意事项。对于咽反射较为敏感的患者，嘱其低头、大口呼气，密切观察患者的反应，如有异常立即停止操作。试冠过程中避免患者体位过仰，如其冠不慎脱离口内后，嘱其不要闭嘴，避免做吞咽动作，防止发生误吞、误吸。

（4）双端固定桥粘接前，备牙线系在桥体近中龈间隙颊侧，余端靠近颌面处备用。待材料凝固后，将其活结打开，清理桥体底部与黏膜组织间的粘接材料。同时还可防止发生误吞、误吸。

第二节 · 桩核冠修复

由于牙冠剩余硬组织量很少，单独使用全冠修复则无法获得良好的固位。为了增加固位，将修复体的一部分插入根管内获得固位，这部分修复体称为桩。利用桩插入根管内以获得固位的修复体称为桩冠。

目前所使用的桩冠对传统的桩冠进行了改良，将桩核和外面的全冠分开制作，各自独立，称作桩核冠，是修复大面积牙体缺损的一种常用方法。

一、桩核冠修复的适应证

（1）临床冠大部分缺损，无法直接应用冠类修复者。

（2）临床冠完全缺损，断面达龈下，但根有足够长度经冠延长术或牵引术后可暴露出断面以下最少1.5mm的根面高度，磨牙以不暴露根分叉为限。

（3）错位、扭转牙而非正畸适应证者。

（4）畸形牙直接预备固位形不良者。

二、桩核牙体预备的护理配合

（一）术前准备

1. 患者准备

核对患者信息，引导就座。调节椅位、灯光。初步了解患者全身情况、口腔情况及心理状态，减轻患者焦虑，与医师、患者核对牙位。

2. 用物准备

（1）常规用物　检查套装（口镜、探针、镊子）、口杯、高速牙科手机、低速牙科手机、三用枪、吸唾管、一次性胸巾、防污膜、护目镜。

（2）根管预备用物　金刚砂车针、根管预备钻、直尺（图3-2-1）。

（3）纤维桩树脂核用物　纤维桩套装、双固化复合树脂、双固化树脂混合枪、一次性混合头、粘接剂、小毛刷、吸潮纸尖、光固化灯（图3-2-2）。

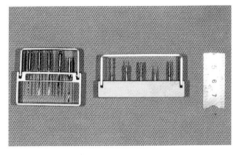
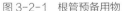

图3-2-1　根管预备用物

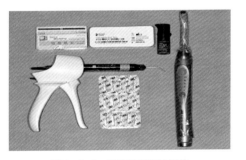

图3-2-2　纤维桩树脂核用物

（4）铸造桩核用物　印模材料（以聚醚为例）、一次性混合头、聚醚专用枪、托盘、螺旋输送器、固位钉（根据医师习惯给予准备）、水门汀充填器、暂封材料（见图3-1-6、图3-2-3）。

（二）术中配合

1. 牙体预备

遵医嘱在高速牙科手机上安装金刚砂车针，协助医师对剩余的牙体组织进行牙体预备，使用三用枪和吸唾管保持术野清晰。

2. 根管预备

递直尺予医师，测量根管长度。遵医嘱在低速牙科手机上安装球钻或在高速牙科手机上安装金刚砂车针，去除根管口暂时充填材料。更换安装根管预备钻递予医师（图3-2-4），适时使用三用枪轻轻吹掉根管口附近的材料，保持术野清晰，协助医师进行根管预备。

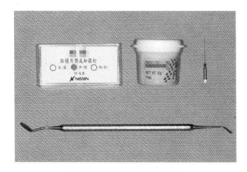

图 3-2-3　铸造桩核用物

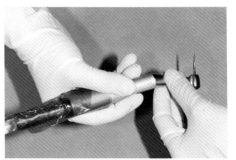

图 3-2-4　传递根管预备钻

3. 桩核制取

（1）纤维桩核制取

① 试纤维桩：遵医嘱选择合适纤维桩（图3-2-5）递予医师，试桩（图3-2-6）后消毒备用。

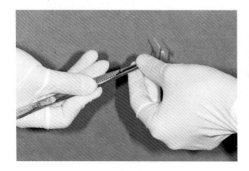

图 3-2-5　传递纤维桩

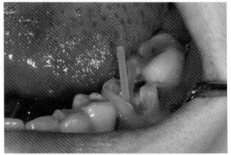

图 3-2-6　试纤维桩

② 根管处理：将75%酒精棉球制成细条递予医师清洁根管表面，并吹干。

③ 纤维桩粘接：递予医师吸潮纸尖予干燥根管，按双固化复合树脂粘接说明进行根管处理，传递粘接剂小毛刷，协助医师涂布粘接剂（图3-2-7），将安装好的树脂混合枪递予医师（图3-2-8），待树脂材料充满根管后接过树脂枪，

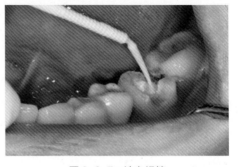

图 3-2-7　涂布根管

递予医师纤维桩（图 3-2-9）并协助插入根管，传递光固化灯（图 3-2-10），插入根管后光照固位（图 3-2-11）。

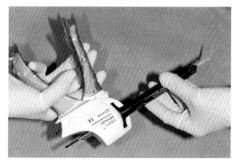

图 3-2-8　传递树脂混合枪

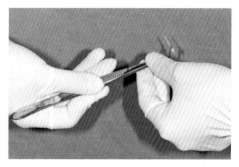

图 3-2-9　传递纤维桩

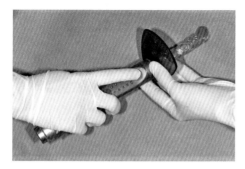

图 3-2-10　传递光固化灯

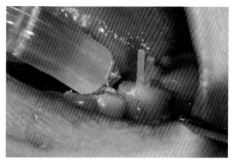

图 3-2-11　光照固位

④ 树脂核的制备：将树脂材料注入成型核内并用树脂雕刻刀塑形并传递光固化灯固化。

（2）铸造桩核制取

① 协助选择与患者牙弓大小、形态、高低合适型号的托盘。

② 根管处理：将 75% 酒精棉球制成细条（图 3-2-12），递予医师清洁根管表面，并吹干。

③ 制取印模：遵医嘱调拌所需印模材料（以聚醚为例），在低速牙科手机上

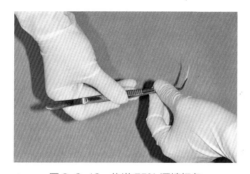

图 3-2-12　传递 75% 酒精细条

安装螺旋输送器递予医师（图 3-2-13），协助医师用注射器将印模材料注入根管口内（图 3-2-14），待医师用螺旋输送器注满所预备根管后，传递固位钉（图 3-2-15），固位钉就位（图 3-2-16）后传递注满印模材料的托盘（图 3-2-17、图 3-2-18），并计时（4min）。材料凝固期间，观察患者反应，协助患者减轻不适症状。

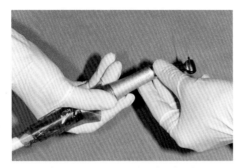

图 3-2-13　传递螺旋输送器

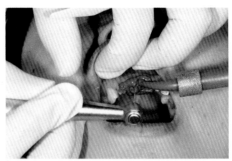

图 3-2-14　协助注入聚醚

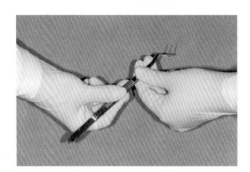

图 3-2-15　传递固位钉

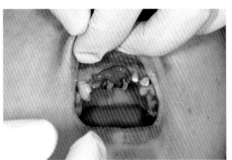

图 3-2-16　固位钉就位

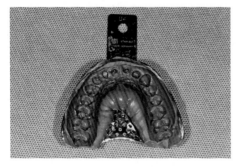

图 3-2-17　成型印模 1

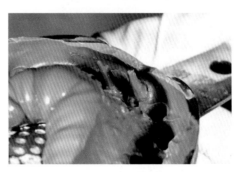

图 3-2-18　成型印模 2

④ 暂封根管口：传递医师暂封材料封闭根管口，准备酒精小棉球予医师。

（三）术后护理

1. 整理用物

分类处理治疗后的用物。整理顺序：撤一次性胸巾→防污膜→手机（冲洗手

机管道30s）→弃吸唾管、口杯→冲洗痰盂、牙椅排水管道→治疗盘及器械（可重复使用器械椅旁清洁、分类放置）。

2. 清洁消毒

遵循由洁到污的原则。清洁消毒顺序：取消毒湿巾→工作手柄接头→手接触点→牙椅污染处→排水管道接头→痰盂外周→弃手套。

3. 预约复查

预约复查时间、告知患者复查内容。将印模及铸造桩技工单填写好并转送技工室。

4. 健康宣教

（1）桩核制作期间，嘱患者小心使用患侧，避免食用过硬的食物，防止牙体劈裂或折断。如发现暂封材料脱落应及时就诊。

（2）保持良好口腔卫生。

三、桩核试戴粘接及全冠预备的护理配合

（一）术前准备

1. 患者准备

核对患者信息，引导就座，调节椅位、灯光。初步了解患者全身情况、口腔情况及心理状态，减轻患者焦虑。与医师、患者核对牙位，核对修复体。

2. 用物准备

（1）常规用物　检查套装（口镜、探针、镊子）、口杯、高速牙科手机、金刚砂车针、三用枪、吸唾管、75%酒精棉球、一次性胸巾、防污膜、护目镜。

（2）试戴、粘接桩核用物　咬合纸、粘接用物水门汀（以玻璃离子水门汀为例）、量勺、调拌刀、调拌纸板、洁治器、棉签、凡士林（图3-2-19）。

（3）排龈用物　排龈线、排龈器、排龈止血膏，必要时备眼科剪（见图3-1-4）。

（4）咬合测试用物　基托蜡、酒精灯、咬合纸（图3-2-20）。

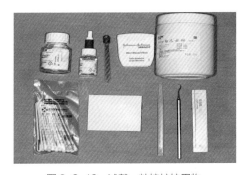

图3-2-19　试戴、粘接桩核用物

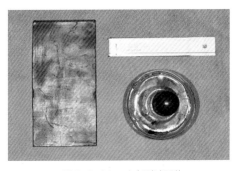

图3-2-20　咬合测试用物

（5）印模制取用物（以硅橡胶印模材料为例）　硅橡胶印模材料、计量勺、

硅橡胶材料混合枪、一次性混合头、托盘（见图 3-1-7）。

（6）咬合记录用物 硅橡胶咬合记录材料、专用注射枪及混合头（见图 3-1-9）。

（7）临时冠用物（以丙烯酸树脂法为例） 丙烯酸树脂材料及注射枪、混合头、打磨车针、暂封粘接水门汀、调拌工具（图 3-2-21）。

（8）比色用物 比色板、镜子（见图 3-1-11）。

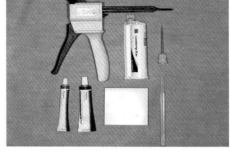

图 3-2-21 临时冠用物

（二）术中配合

1.桩核试戴粘接

（1）桩核试戴 在高速牙科手机上安装车针，协助医师去除暂封材料、清洁根管、修复体消毒干燥、传递咬合纸，传递铸造桩核（图 3-2-22），协助桩核就位，传递探针协助检查桩核边缘，遵医嘱安装相应的车针进行桩核调磨，此过程中使用吸唾器保持术野清晰。

（2）根管和桩核准备 将 75% 酒精棉球用镊子制成细条予医师（图 3-2-23）进行根管消毒，并协助医师用 75% 酒精棉球消毒桩核，传递纸尖干燥根管。

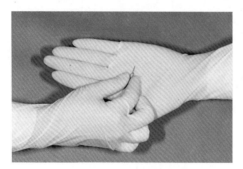

图 3-2-22 传递铸造桩核

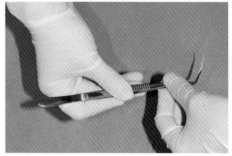

图 3-2-23 传递酒精棉条

（3）桩核粘接 在低速牙科手机上安装螺旋输送器，传递给医师（图 3-2-13）、准备棉卷隔湿递予医师（图 3-2-24），遵医嘱调拌粘接材料协助医师粘接（图 3-2-25），用调拌刀将粘接水门汀置于根管口，待医师用螺旋输送器将材料导入根管口后，在桩核组织面涂布适当材料（图 3-2-26）。

（4）桩核就位后，传递探针或洁治器（图 3-2-27），清除多余粘接剂。

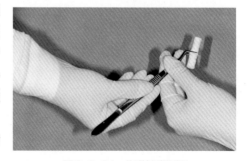

图 3-2-24 传递棉卷隔湿

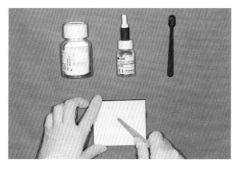

图 3-2-25　调拌粘接材料

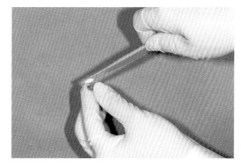

图 3-2-26　涂布粘接材料

（5）传递凡士林棉签，涂抹桩核边缘（图 3-2-28）。

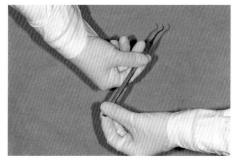

图 3-2-27　传递洁治器

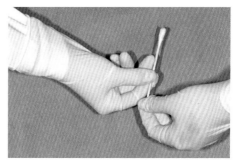

图 3-2-28　传递凡士林棉签

2. 全冠牙体预备及后续步骤

同冠修复护理常规。

（三）术后护理

1. 整理用物

分类处理治疗后的用物。整理顺序：撤一次性胸巾→防污膜→手机（冲洗手机管道 30s）→弃吸唾管、口杯→冲洗痰盂、牙椅排水管道→治疗盘及器械（可重复使用器械椅旁清洁、分类放置）。

2. 清洁消毒

遵循由洁到污的原则。清洁消毒顺序：取消毒湿巾→工作手柄接头→手接触点→牙椅污染处→排水管道接头→痰盂外周→弃手套。

3. 健康宣教

（1）告知患者正确的刷牙和使用牙线的方法，必要时使用牙间隙刷、牙缝刷等清洁工具，向患者解释保持牙周健康对修复体及其基牙的意义，保持良好的口腔卫生。

（2）24h 后粘接材料才能达到最高强度，在此期间避免食用过黏的食物，防止修复体脱落。

（3）定期复查，一般每半年或 1 年复查 1 次。如感觉不适或出现义齿松动等异常，应及时就医。

四、风险防控

（1）确认车针是否安装就位，以防操作时车针突然从牙科手机上脱落飞出。

（2）对于高血压、心脏病患者，排龈线中不宜含有盐酸肾上腺素。

（3）由于印模材料具有一定的流动性，制取印模前告知患者注意事项。对于咽反射较为敏感的患者，嘱其低头、大口呼气，密切观察患者的反应，如有异常立即停止操作。试冠过程中避免患者体位过仰，如其冠不慎脱离口内后，嘱其不要闭嘴，避免做吞咽动作，防止发生误吞、误吸。

（4）根管预备时使用的预备钻工作尖尖锐，安装到低速牙科手机上时要注意调整工作尖方向，使其朝下并确认安装到位，用后及时撤下，避免医护操作中职业暴露伤。

第三节·嵌体修复

嵌体是一种嵌入牙体内部，用以恢复牙体缺损患牙形态和功能的修复体。一般用于修复牙体缺损量较小的患牙。

一、嵌体修复的适应证

（1）龋坏小，不接受充填治疗的患者。

（2）能够采用充填法修复的牙体缺损原则上都可以采用嵌体修复，嵌体所能修复的患牙龋坏面积不能过大，应有足够的剩余牙体组织来保持自身的抗力并为修复体提供支持，对这类缺损的患者不愿意接受充填治疗时可选用嵌体修复。

（3）牙秴面严重牙体缺损或低牙秴而不能用一般材料充填修复者。

（4）替代充填治疗失败的患者。

二、嵌体牙体预备的护理配合

（一）术前准备

1. 患者准备

核对患者信息，引导就座。调节椅位、灯光。初步了解患者全身情况、口腔情况及心理状态，减轻患者焦虑，与医师、患者核对牙位。

2. 用物准备

（1）常规用物　检查套装（口镜、探针、镊子）、口杯、高速牙科手机、低速牙科手机、三用枪、吸唾管、一次性胸巾、防污膜、护目镜。

（2）局部麻醉用物　消毒液、医用棉签、麻醉剂、专用注射针头、注射器。

（3）牙体预备用物　金刚砂车针。

（4）印模制取用物（以硅橡胶印模材料为例）　硅橡胶印模材料、计量勺、硅橡胶材料混合枪、一次性混合头、托盘（见图 3-1-7）。

（5）暂封用物　暂封材料、充填器械（图 3-3-1）。

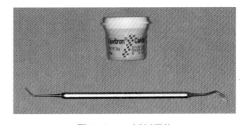

图 3-3-1　暂封用物

（6）比色用物　比色板、镜子（图 3-1-11）。

（二）术中配合

1. 麻醉

遵医嘱准备麻醉剂（见图 3-1-12）。

2. 牙体预备

遵医嘱安装金刚砂车针，预备过程中使用吸唾管进行吸唾，保持术野清晰。

3. 印模制取

传递托盘予医师，确认大小合适后，遵医嘱调拌所需印模材料装于托盘上（图 3-3-2）递予医师，并按下计时器。材料凝固期间观察患者反应并做相应的指导，协助患者减轻不适症状。

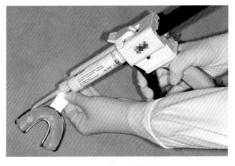

图 3-3-2　印模制取

4. 基牙暂封

传递医师暂封材料，协助暂封。

5. 比色

传递比色板，协助医师比色（见图 3-1-21）。

（三）术后护理

1. 整理用物

分类处理治疗后的用物。整理顺序：撤一次性胸巾→防污膜→手机（冲洗手机管道 30s）→弃吸唾管、口杯→冲洗痰盂、牙椅排水管道→治疗盘及器械（可重复使用器械椅旁清洁、分类放置）。

2. 清洁消毒

遵循由洁到污的原则。清洁消毒顺序：取消毒湿巾→工作手柄接头→手接触点→牙椅污染处→排水管道接头→痰盂外周→弃手套。

3. 预约复查

预约复查时间、告知患者复查内容。将印模消毒后连同技工单送往技工室。

4. 健康宣教

告知患者基牙可能出现敏感反应，勿食刺激性食物，如有不适及时就诊。

三、嵌体试戴与粘接的护理配合

（一）术前准备

1. 患者准备

核对患者信息，引导就座。调节椅位、灯光。初步了解患者全身情况、口腔情况及心理状态，减轻患者焦虑，与医师、患者核对牙位，核对修复体。

2. 用物准备

（1）常规用物 检查套装（口镜、探针、镊子）、口杯、高速牙科手机、低速直牙科手机、三用枪、75%酒精棉球、棉卷、吸唾管、镜子、一次性胸巾、防污膜、护目镜。

（2）试戴、粘接用物 咬合纸、牙线、金刚砂车针、橡皮轮、小毛刷、37%磷酸酸蚀剂、酸蚀硅烷处理剂（Monobond Etch & Prime）、粘接剂、树脂粘接剂、光固化灯（图3-3-3）。

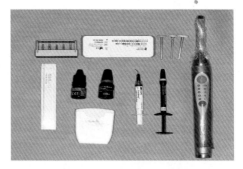

图 3-3-3 试戴、粘接用物

（二）术中配合

（1）去暂封、嵌体试戴 安装车针递予医师去暂封。遵医嘱传递探针检查修复体边缘；传递牙线检查邻接关系；传递咬合纸检查咬合，协助医师试戴。

（2）调整试戴嵌体 遵医嘱在高速牙科手机上安装金刚砂车针并递予医师，在低速直牙科手机上安装磨头及橡皮轮，协助医师对嵌体进行调改、抛光。在调试过程中及时吸唾，保持术野清晰。

（3）传递棉卷（图3-3-4），协助隔湿，传递75%酒精棉球予医师消毒基牙，用75%酒精棉球消毒嵌体（图3-3-5）。

（4）修复体处理 遵医嘱准备适宜的粘接用物，对嵌体进行酸蚀、硅烷化处理（以Monobond Etch & Prime为例，图3-3-6），用小毛刷黏取酸蚀硅烷化处理剂，反复涂擦嵌体组织面20s，等待反应40s，将处理剂冲洗干净（图3-3-7），强风10s吹干。涂布粘接剂（图3-3-8），用三用枪吹薄吹匀（图3-3-9），避光备用（图3-3-10）。

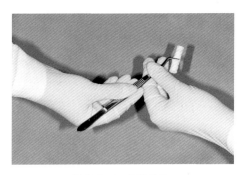

图 3-3-4　传递棉卷

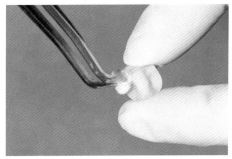

图 3-3-5　消毒嵌体

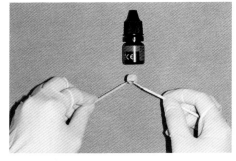

图 3-3-6　嵌体酸蚀硅烷化处理

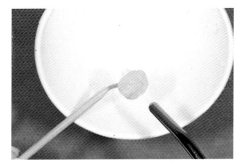

图 3-3-7　冲洗干净

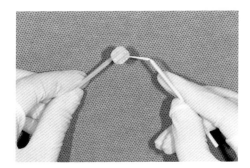

图 3-3-8　涂布粘接剂

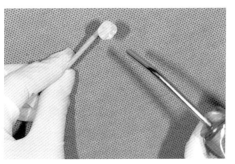

图 3-3-9　将粘接剂吹薄吹匀

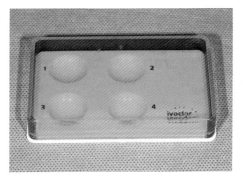

图 3-3-10　嵌体避光保存

（5）基牙处理　传递 37% 磷酸酸蚀剂予医师（图 3-3-11）酸蚀牙面，待医师冲洗时，使用吸唾管及时吸净水气、酸蚀剂。协助吹干，涂布粘接剂。

（6）遵医嘱选择树脂粘接剂，均匀涂布嵌体组织面（图 3-3-12），递予医师口内就位，光照固位，传递探针、牙线予医师（图 3-3-13），去除多余粘接剂。

（7）传递咬合纸（图 3-3-14），再次检查咬合情况，传递 75% 酒精棉球，清洁咬合纸印记。

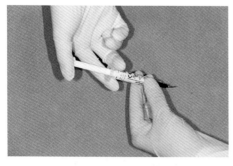

图 3-3-11　传递磷酸

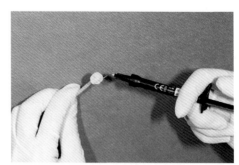

图 3-3-12　涂布树脂粘接剂

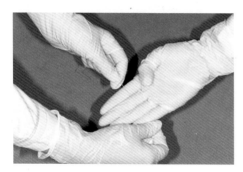

图 3-3-13　传递牙线

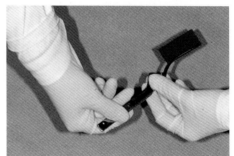

图 3-3-14　传递咬合纸

（三）术后护理

1. 整理用物

分类处理治疗后的用物。整理顺序：撤一次性胸巾→防污膜→手机（冲洗手机管道 30s）→弃吸唾管、口杯→冲洗痰盂、牙椅排水管道→治疗盘及器械（可重复使用器械椅旁清洁、分类放置）。

2. 清洁消毒

遵循由洁到污的原则。清洁消毒顺序：取消毒湿巾→工作手柄接头→手接触点→牙椅污染处→排水管道接头→痰盂外周→弃手套。

3. 健康宣教

（1）告知患者正确的刷牙方法及牙线使用方法。

（2）告知患者嵌体完成粘接后出现疼痛多为牙髓受到刺激引起的过敏性疼

痛，一般可逐步缓解消失。如果出现持续性疼痛或使用一段时间后再出现疼痛应及时到医院就诊。

（3）避免用患牙咬过硬、过黏的食物，以免引起嵌体折裂或脱落。

（4）定期复查，观察嵌体使用效果。

四、风险防控

（1）注射麻醉剂前仔细询问患者麻醉禁忌证。

（2）印模制取过程观察患者反应，并做相应指导。如果患者出现恶心症状，嘱其调节呼吸方法，用鼻吸气、嘴呼气以减轻不适反应，同时避免误吞、误吸。

（3）操作过程应使用吸唾管及时吸净水气、酸蚀剂，避免灼伤患者黏膜。

（4）酸蚀嵌体若使用的是氢氟酸，要注意避免接触到患者及医护人员的皮肤、衣物，冲洗后废液要集中收集并放入中和粉后再进行常规处理。

（5）嵌体粘接一般选择用树脂粘接剂。为保证粘接效果，应严格按照所选树脂粘接剂的说明书要求操作。

第四节 · 贴面修复

贴面是在不磨牙或少磨牙的情况下，应用粘接技术，将复合树脂、瓷等修复材料覆盖在表面缺损牙体、着色牙、变色牙或畸形牙等牙患部位，以恢复牙体正常形态或改善其色泽的一种修复方法。

一、贴面修复的适应证

（1）釉质发育不良、轻度龋损、外伤等其他因素导致的唇面、切端或牙尖釉质缺损。

（2）变色牙，如四环素牙及氟斑牙的美学性修复。

（3）改善前牙外观形态，如畸形牙、过小牙等。

（4）轻度错位牙，如扭转牙等，患者不愿意接受正畸治疗。

（5）牙间隙，如关闭间隙和其他多个不美观间隙。

（6）过短牙或磨耗牙加长切断且釉质质量足够者。

二、贴面制取印模的护理配合

（一）术前准备

1. 患者准备

核对患者信息，引导就座，调节椅位、灯光。初步了解患者全身情况、口腔情况及心理状态，减轻患者焦虑，必要时为患者取研究模型，拍照，留取资料。

2. 用物准备

（1）常规用物　检查套装（口镜、探针、镊子）、口杯、牙科高速手机、低速牙科手机、三用枪、吸唾管、一次性胸巾、防污膜、护目镜。

（2）局部麻醉用物　消毒液、医用棉签、麻醉剂、专用注射针头、注射器。

（3）牙体预备　金刚砂车针（金刚砂深度指示车针、牙体预备车针、调𬌗车针、抛光车针）。

（4）排龈用物　排龈器、排龈线、排龈膏、眼科剪。

（5）印模制取用物（以藻酸盐、机混聚醚橡胶印模材料为例）　藻酸盐印模材料、水计量器、调拌刀、橡皮碗、量勺、聚醚橡胶印模材料、聚醚混合机、一次性混合头、聚醚专用注射器、托盘（见图3-1-5、图3-1-6）。

（6）比色用物　镜子、比色板（见图3-1-11）。

（二）术中准备

1. 麻醉

遵医嘱准备麻醉剂予医师（见图3-1-12）。

2. 牙体预备

遵医嘱在牙科手机上安装所需金刚砂车针（深度指示车针、圆头柱形车针等）递予医师，使用三用枪及吸唾管保持术野清晰。

3. 排龈

遵医嘱传递排龈器及长短合适的排龈线（图3-4-1），必要时准备排龈膏。

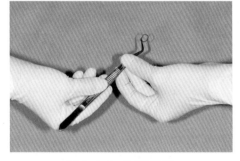

图 3-4-1　传递排龈线

4. 制取印模

传递医师合适的托盘，遵医嘱调拌所需印模材料（图3-4-2）（工作印模使用聚醚橡胶印模材料、对𬌗印模使用藻酸盐印模材料），传递聚醚枪予医师（图3-4-3），材料凝固期间观察患者反应，协助患者减轻不适症状。

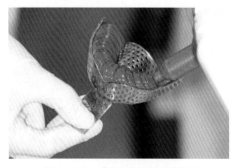

图 3-4-2　调拌聚醚橡胶印模材料

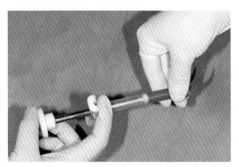

图 3-4-3　传递聚醚枪予医师

5. 比色

在自然适宜的光线下，将相应的比色板递予医师、镜子递予患者，协助比色（图 3-4-4），复核比色结果并记录。

6. 暂时修复

贴面牙体预备通常仅限于牙釉质范围内，因此，一般情况下也可不做暂时保护。但如果有部分牙本质暴露或有特别要求时，可采用丙烯酸树脂暂时修复法，在研究模上制取好印模，具体操作详见冠固定桥修复。

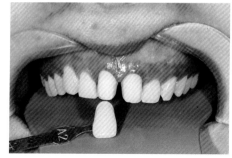

图 3-4-4 协助比色

（三）术后护理

1. 整理用物

分类处理治疗后的用物。整理顺序：撤一次性胸巾→防污膜→手机（冲洗手机管道 30s）→弃吸唾管、口杯→冲洗痰盂、牙椅排水管道→治疗盘及器械（可重复使用器械椅旁清洁、分类放置）。

2. 清洁消毒

遵循由洁到污的原则。清洁消毒顺序：取消毒湿巾→工作手柄接头→手接触点→牙椅污染处→排水管道接头→痰盂外周→弃手套。

3. 预约复查

预约复查时间，告知患者复查内容。将印模与技工单转送技工室。

4. 健康宣教

告知患者由于基牙牙体组织部分磨除，基牙有可能出现敏感反应；勿食刺激性食物，如有不适及时就诊。

三、贴面的试戴与粘接的护理配合

（一）术前准备

1. 患者准备

核对患者信息，引导就座，调节椅位、灯光。初步了解患者全身情况、口腔情况及心理状态，减轻患者焦虑。与医师、患者核对修复体、牙位。

2. 用物准备

（1）常规用物 检查套装（口镜、探针、镊子）、口杯、牙科高速手机、牙科低速手机、三用枪、吸唾管、棉卷、一次性胸巾、防污膜、护目镜。

（2）排龈用物 排龈器、排龈线、排龈膏、眼科剪。

（3）粘接用物

① 贴面粘接用物：金刚砂车针、牙线、邻面金刚砂条、洁治器、咬合纸、咬合纸夹、抛光杯、抛光膏、开口器、生料带、光固化灯（图3-4-5）。

② 瓷贴面粘接系统用物（以variolink N为例）：37%磷酸酸蚀剂、Variolink N粘接系统、阻氧剂、调拌刀、调拌纸板、避光盒、小毛刷（图3-4-6）。

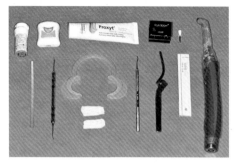

图3-4-5　贴面粘接用物

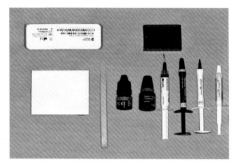

图3-4-6　瓷贴面粘接系统用物

（二）术中配合

1. 口内试戴及调改

在低速牙科手机上安装抛光杯，准备好抛光膏，协助医师清洁预备体牙面。传递咬合纸予医师检查邻面接触情况，遵医嘱准备好相应的金刚砂车针及所需器械。传递探针予医师检查边缘固位，如需调改，使用强力吸引管吸走粉尘。

2. 试色

遵医嘱选择试色糊剂，核对无误后按照比例调和均匀，并均匀涂抹在贴面的组织面（图3-4-7），递予医师，记录试色结果。试色完成后，彻底冲洗牙面和贴面并吹干，冲洗过程协助吸唾；将贴面及设计单送回技工室上色、上釉、抛光，嘱患者耐心等待。

3. 贴面的处理

按照说明书使用酸蚀硅烷化处理剂（Monobond Etch & Prime），反复涂擦20s（图3-4-8），待反应40s后，充分冲洗，强风10s吹干。涂抹粘接剂，吹匀，遮

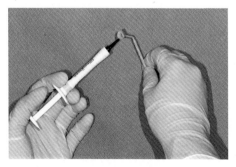

图3-4-7　涂抹试色糊剂

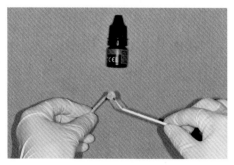

图3-4-8　贴面处理

光备用。

4. 牙面的处理

遵医嘱在低速牙科手机上安装好抛光杯，备好抛光膏，清洁牙面；传递生料带，保护邻牙；准备排龈线、传递排龈器，协助排龈；递37%的磷酸酸蚀剂予医师进行牙面酸蚀，30～60s后协助医师冲洗，冲洗过程使用强力吸引管吸净水、酸蚀剂（必要时协助放置开口器）。用小毛刷蘸取粘接剂递予医师处理牙面。

5. 粘接、固化

遵医嘱严格按照试色的结果准备相应颜色的树脂粘接剂，均匀涂抹到贴面组织面递予医师（图3-4-9）。贴面在牙齿上就位后，递小毛刷去除贴面多余的粘接材料，传递光固化灯协助初步固化2～3s后，递洁治器予医师去除多余粘接材料，递探针、镊子予医师取出排龈线，递牙线清除邻面多余粘接材料，协助各个部位完全固化。

6. 调𬌗抛光

传递咬合纸，遵医嘱安装调𬌗抛光车针，协助吸唾。

（三）术后护理

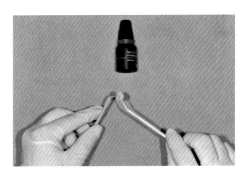

图3-4-9　涂布粘接剂

1. 整理用物

分类处理治疗后的器械。整理顺序：撤一次性胸巾→防污膜→手机（冲洗手机管道30s）→弃吸唾管、口杯→冲洗痰盂、牙椅排水管道→治疗盘及器械（可重复使用器械椅旁清洁、分类放置）。

2. 清洁消毒

遵循由洁到污的原则。清洁消毒顺序：取消毒湿巾→工作手柄接头→手接触点→牙椅污染处→排水管道接头→痰盂外周→弃手套。

3. 健康宣教

（1）告知患者术后患牙可能会有轻度疼痛或不适感，属于正常反应。

（2）修复后的牙齿注意清洁，除刷牙外，每天三餐后均应使用牙线清洁。

（3）嘱患者避免用患牙咬硬物。

（4）嘱患者1～2周后复诊，不适随诊。

四、风险防控

（1）注射麻醉剂前应仔细询问麻醉禁忌证。

（2）印模制取过程观察患者反应，并做相应指导。如果患者出现恶心症状，嘱其调节呼吸方法，用鼻吸气、嘴呼气以减轻不适反应，同时避免误吞误吸。

（3）操作过程应使用吸唾管及时吸净水气、酸蚀剂，避免灼伤患者黏膜。

（4）试色糊剂具有一定的刺激性，应尽快完成试色过程并彻底冲洗牙齿表面以减轻患者的酸痛感。

（5）酸蚀瓷贴面若使用的是氢氟酸，使用中要避免触及贴面的非组织面，以免影响光泽，同时要注意避免接触到患者及医护人员的皮肤、衣物，冲洗后废液要集中收集并放入中和粉后再常规处理。

（6）粘接过程中使用的未固化材料可引起轻度刺激，应避免接触皮肤、黏膜和眼睛。如不慎接触到眼睛和皮肤，应立即大量清水冲洗。

（7）粘接过程步骤多，材料种类多，应严格遵循操作流程。操作时应反复同医师核对患者的牙位、粘接顺序、粘接剂颜色等，避免混淆。传递时做好防护，避免贴面掉落。

第五节 · 可摘局部义齿修复

可摘局部义齿是利用余留天然牙和义齿所覆盖的黏膜、骨组织作支持和固位，修复一个或多个缺失牙，患者能自行摘戴的一种修复体，是牙列缺损的修复方法之一。

一、可摘局部义齿修复的适应证

（1）适用于各种牙列缺损，单颌牙列从缺失一个牙齿到仅剩一个牙齿，尤其是游离端缺失者。

（2）因职业需求，不能让缺失牙影响外观和功能者或患者年龄大体弱不能拔除过多牙齿时，可做即刻义齿或过渡性义齿修复。

（3）因牙周病、外伤或手术造成缺牙，伴有牙槽骨、颌骨和软组织缺损者。

（4）需升高颌间隙距离以恢复面部垂直距离者。

（5）基牙松动不超过Ⅱ°，基牙牙槽骨吸收不超过1/2，兼作义齿和松动牙固定夹板者。

（6）腭裂患者需以基托封闭裂隙者。

（7）由于身体和精神疾病不能耐受固定义齿修复过程或主动要求做可摘局部义齿修复者。

（8）特殊需要者，如化妆义齿。

二、可摘局部义齿制取初印模的护理配合

（一）术前准备

1. 患者准备

核对患者信息，引导就座，调节椅位、灯光。初步了解患者全身情况、口腔

情况及心理状况，减轻患者焦虑。与医师、患者核对牙位。

2. 用物准备

（1）常规用物　检查套装（口镜、探针、镊子）、口杯、高速牙科手机、低速直牙科手机、金刚砂车针、三用枪、吸唾管、一次性胸巾、防污膜、护目镜。

（2）印模制取用物（以光固化树脂个别托盘为例）　藻酸盐印模材料（见图 3-1-5）、托盘、水计量器、调拌刀、橡皮碗、量勺、光固化树脂材料、三角蜡刀、树脂磨头、光固化机（图 3-5-1）。

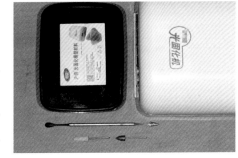

图 3-5-1　光固化机

（二）术中配合

（1）牙体预备　遵医嘱准备金刚砂车针，预备过程使用吸唾器及时吸除口内水及唾液，保持术野清晰。

（2）制取初印模　传递托盘予医师，确认大小合适后，遵医嘱调拌藻酸盐材料装于托盘上予医师制取初印模（图 3-5-2），材料凝固期间，观察患者反应，协助患者减轻不适症状，消毒后送技工室灌注石膏模型。

（3）待初印模石膏硬固后，传递光固化树脂材料与三角蜡刀，制作可摘局部义齿托盘（图 3-5-3），并将其放入光固化灯箱固化，安装低速直牙科手机与磨头修整、消毒待用。

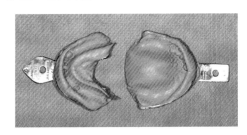

图 3-5-2　制取初印模

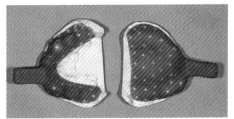

图 3-5-3　可摘局部义齿托盘

（三）术后护理

1. 整理用物

分类处理治疗后的用物。整理顺序：撤一次性胸巾→防污膜→手机（冲洗手机管道 30s）→弃吸唾管、口杯→冲洗痰盂、牙椅排水管道→治疗盘及器械（可重复使用器械椅旁清洁、分类放置）。

2. 清洁消毒

遵循由洁到污的原则。清洁消毒顺序：取消毒湿巾→工作手柄接头→手接触点→牙椅污染处→排水管道接头→痰盂外周→弃手套。

3. 预约复查

预约复查时间，告知患者复查内容。

4. 健康宣教

告知患者由于基牙牙体组织部分磨除，基牙可能出现敏感反应，勿食刺激性食物，如有不适及时就诊。

三、可摘局部义齿制取终印模的护理配合

（一）术前准备

1. 患者准备

核对患者信息，引导就座，调节椅位、灯光。初步了解患者全身情况、口腔情况及心理状态，减轻患者焦虑。医、护、患核对个别托盘。

2. 用物准备

（1）常规用物　检查套装（口镜、探针、镊子）、口杯、镜子、一次性胸巾、防污膜。

（2）制取印模用物　树脂个别托盘、藻酸盐印模材料、水计量器、量勺、调拌刀、藻酸盐全自动混配机、混配碗（图3-5-4）。

（3）制取颌位关系用物　红蜡片、三角蜡刀、酒精灯、打火机、颌平面板、垂直距离尺（图3-5-5）。

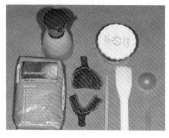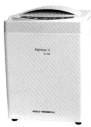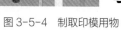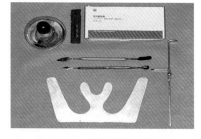

图3-5-4　制取印模用物　　　　　　　图3-5-5　制取颌位关系用物

（二）术中配合

1. 患者体位调节

调节合适体位，以便医师制取工作模型。

2. 制取终印模

遵医嘱选择印模材料，根据产品说明进行调拌后放置于个别托盘，传递给

医师，观察患者反应，减轻患者不适，制取后的终印模消毒后送模型灌注室（图 3-5-6）。

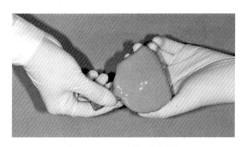

图 3-5-6 制取终印模

3.制取颌位关系记录

取回修整好涂好分离剂的石膏模型预先制好基托蜡，点燃酒精灯，准备蜡片，制作蜡堤（图 3-5-7），递三角蜡刀及木把刀，协助医师记录上下颌位关系（图 3-5-8），颌位记录妥善保存。必要时协助医师确定正中颌位关系。

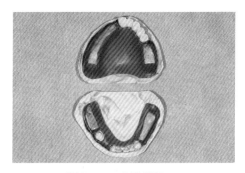

图 3-5-7 制作蜡堤

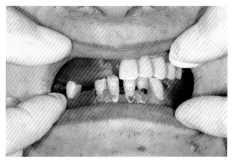

图 3-5-8 确定颌位关系

（三）术后护理

1.整理用物

分类处理治疗后的用物。整理顺序：撤一次性胸巾→防污膜→弃吸唾管、口杯→冲洗痰盂→治疗盘及器械（可重复使用器械椅旁清洁、分类放置）。

2.清洁消毒

遵循由洁到污的原则。清洁消毒顺序：取消毒湿巾→手接触点→牙椅污染处→痰盂外周→弃手套。

3.预约复查

预约患者戴牙时间，告知患者复查内容。将颌位记录、石膏模型及填写好的技工单转送技工室。

4.健康宣教

保持口腔卫生良好。

四、可摘局部义齿支架及排牙蜡型试戴的护理配合

（一）术前准备

1. 患者准备

核对患者信息，引导就座，调节椅位、灯光。初步了解患者全身情况、口腔情况及心理状况，减轻患者焦虑。与医师、患者核对牙位，核对修复体。

2. 用物准备

（1）常规用物　检查套装（口镜、探针、镊子）、口杯、三用枪、吸唾管、高速牙科手机、低速直牙科手机、75% 酒精棉球、一次性胸巾、防污膜、护目镜。

（2）试戴可摘局部义齿支架用物　金刚砂车针、长柄磨头、咬合纸、技工钳（图 3-5-9）。

（3）试戴可摘局部义齿排牙蜡型用物　红蜡片、三角蜡刀、酒精灯、打火机、硅橡胶粭记录材料、一次性混合头、混合枪（图 3-5-10）。

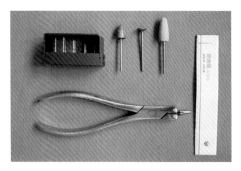 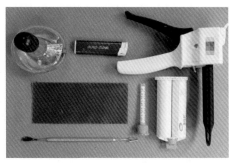

图 3-5-9　试戴可摘局部义齿支架用物　　　图 3-5-10　试戴可摘局部义齿排牙蜡型用物

（二）术中配合

1. 可摘局部义齿支架调改

传递咬合纸，安装高速牙科手机或低速直牙科手机及相应的金刚砂车针或磨头，递予医师（图 3-5-11），用强力吸引管吸除打磨后的金属粉尘，必要时递予医师技工钳调整卡环（图 3-5-12）。

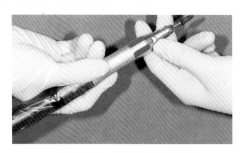 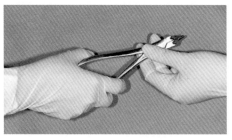

图 3-5-11　传递低速牙科手机　　　　　　　图 3-5-12　传递技工钳

2. 试戴可摘局部义齿排牙蜡型

试戴排牙蜡型（图 3-5-13）：点燃酒精灯，递三角蜡刀予医师（图 3-5-14）。如需调整颌位关系，为医师准备硅橡胶𬌗记录材料，协助重新确定颌位关系。

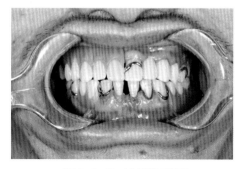

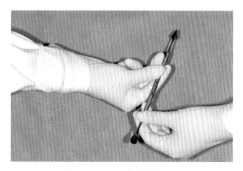

图 3-5-13　试戴排牙蜡型　　　　　　　　图 3-5-14　传递蜡刀

（三）术后护理

1. 整理用物

分类处理治疗后的用物。整理顺序：撤一次性胸巾→防污膜→手机（冲洗手机管道 30s）→弃吸唾管、口杯→冲洗痰盂、牙椅排水管道→治疗盘及器械（可重复使用器械椅旁清洁、分类放置）。

2. 清洁消毒

遵循由洁到污的原则。清洁消毒顺序：取消毒湿巾→工作手柄接头→手接触点→牙椅污染处→排水管道接头→痰盂外周→弃手套。

3. 预约复查

预约患者戴牙时间，告知患者复查内容。将颌位关系及石膏模型转送技工室。

五、可摘局部义齿初戴的护理配合

（一）术前准备

1. 患者准备

核对患者信息，引导就座，调节椅位、灯光。初步了解患者全身情况、口腔情况及心理状况，减轻患者焦虑。与医师、患者核对牙位，核对修复体。

2. 用物准备

（1）常规用物　检查套装（口镜、探针、镊子）、口杯、三用枪、吸唾管、镜子、低速直牙科手机、高速牙科手机、一次性胸巾、防污膜、护目镜、凡士林棉签。

（2）义齿初戴用物　压痛糊剂、金刚砂车针或磨头、咬合纸、咬合纸镊、技工钳（图 3-5-15）。

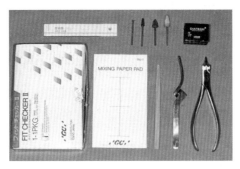

图 3-5-15　义齿初戴用物

（二）术中配合

1. 义齿调改

（1）递予医师咬合纸，遵医嘱安装低速直牙科手机及相应的磨头，调改卡环及就位道（图 3-5-16），必要时安装高速牙科手机及相应的车针，使用强力吸引管及时吸除粉尘。传递技工钳（图 3-5-17），调改卡环。

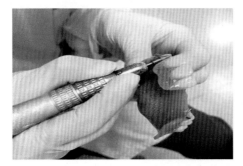

图 3-5-16　调改卡环及就位道

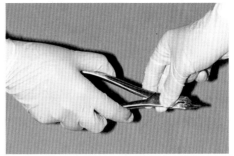

图 3-5-17　传递技工钳

（2）调改基托　遵医嘱调拌压力糊剂装于义齿组织面递予医师检查高点，在低速直牙科手机上安装相应的磨头，协助吸除粉尘。

（3）咬合调改　将咬合纸用咬合纸镊夹好并递予医师，检查咬合接触。

（4）义齿抛光　遵医嘱准备所需抛光磨头，协助医师抛光。

2. 消毒试戴

75% 酒精棉球擦拭修复体后递予医师，协助并教会患者摘戴修复体。

（三）术后护理

1. 整理用物

分类处理治疗后的用物。整理顺序：撤一次性胸巾→防污膜→手机（冲洗手机管道 30s）→弃吸唾管、口杯→冲洗痰盂、牙椅排水管道→治疗盘及器械（可重复使用器械椅旁清洁、分类放置）。

2. 清洁消毒

遵循由洁到污的原则。清洁消毒顺序：取消毒湿巾→工作手柄接头→手接触点→牙椅污染处→排水管道接头→痰盂外周→弃手套。

3. 健康宣教

（1）指导患者正确摘、戴义齿，告知患者义齿保养方法，佩戴初期，进食先从小块软食开始，以便逐渐适应。

（2）告知患者饭后和睡前取下义齿刷洗干净并浸泡于清水中，保持义齿和口腔清洁。

（3）告知患者初戴义齿时会有异物感、恶心、发音不清、口水多、咀嚼不便等，需耐心练习，坚持佩戴 1～2 周，可逐渐适应。

（4）初戴义齿后如出现黏膜压痛、溃疡、咬腮、咀嚼不得力等不适，可暂时停戴义齿，不要自行修改，应及时复诊，复诊前一天应戴上义齿并吃少许食物，便于医师找出疼痛部位进行调改。

（5）若义齿发生损坏，应及时找医师修补，勿自行修补、调改。

（6）建议患者每半年到一年复诊一次。

六、义齿修理的护理配合

（一）术前准备

1. 患者准备

核对患者信息，引导就座，调节椅位、灯光。初步了解患者全身情况、口腔情况及心理状况，减轻患者焦虑。与医师、患者核对牙位。

2. 用物准备

（1）常规用物　检查套装（口镜、探针、镊子）、口杯、三用枪、吸唾管、一次性胸巾、防污膜。

（2）印模制取用物　藻酸盐印模材料、水计量器、调拌刀、橡皮碗、量勺、托盘、损坏义齿及配件（图 3-5-18）。

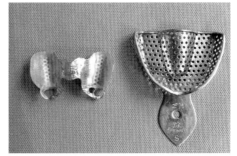

图 3-5-18　义齿修理用物

（二）术中配合

（1）制取印模　清洁损坏义齿备用，传递医师大小合适的托盘，遵医嘱调拌藻酸盐印模材料印模制取（图 3-5-19），材料凝固时间，观察患者反应，协助患者减轻不适症状。

（2）印模与损坏义齿应妥善交接。

（三）术后护理

1. 整理用物

分类处理治疗后的用物。整理顺序：撤一次性胸巾→防污膜→弃吸唾管、口杯→冲洗痰盂、牙椅排水管道→治疗盘及器械（可重复使用器械椅旁清洁、分类放置）。

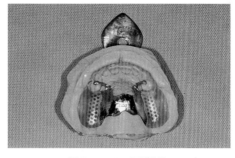

图 3-5-19 印模制取

2. 清洁消毒

遵循由洁到污的原则。清洁消毒顺序：取消毒湿巾→工作手柄接头→手接触点→牙椅污染处→排水管道接头→痰盂外周→弃手套。

3. 健康宣教

勿食过硬食物，尽早预约戴牙时间。

七、风险防控

（1）确认车针是否安装就位，以防操作时车针突然从牙科手机上脱落飞出。

（2）使用酒精灯时应避免碰到，万一洒出的酒精灯在桌面上燃烧应立即用湿布覆盖，熄灭时用灯帽盖灭。

（3）由于印模材料具有一定的流动性，制取印模前告知患者注意事项。对于咽反射较为敏感的患者，嘱其低头，大口呼气，密切观察患者的反应，如有异常立即停止操作。试戴过程中避免患者体位过仰，如其不慎脱离口内，嘱其不要闭嘴，避免做吞咽动作，防止发生误吞、误吸。

第六节 · 全口义齿修复

总义齿是采用人工材料替代缺失的上颌或下颌完整牙列及相关组织的可摘义齿修复，是对无牙颌患者的常规修复治疗方法。

一、全口义齿修复的适应证

全牙列无天然牙的患者。

二、制取个别托盘印模的护理配合

（一）术前准备

1. 患者准备

核对患者信息，引导就座，调节椅位、灯光。初步了解患者全身情况、口腔情况及心理状态，减轻患者焦虑。

2.用物准备

（1）常规用物 检查套装（口镜、探针、镊子）、口杯、低速直牙科手机、一次性胸巾、防污膜、护目镜。

（2）印模制取用物（以光固化树脂个别托盘为例） 藻酸盐印模材料（图3-6-1）、托盘、水计量器、量勺、调拌刀、机混调拌碗、光固化树脂材料、三角蜡刀、树脂磨头、光固化机（见图3-5-1）。

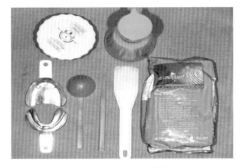

图 3-6-1 藻酸盐印模材料

（二）术中配合

（1）选择合适托盘 选择与患者牙弓大小合适的无牙颌托盘递予医师（图3-6-2）。

（2）制取初印模 遵医嘱选择印模材料进行调拌，置于无牙颌托盘内，传递给医师制取初印模（图3-6-3）。观察患者反应，减轻患者不适。印模从口内取出后帮助患者清洁口周残留印模材料，消毒后送模型室灌注初印石膏模型。

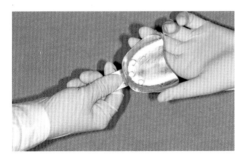

图 3-6-2 递托盘

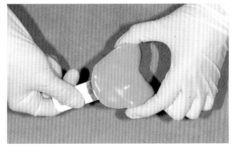

图 3-6-3 制取印模

（3）待初印模石膏硬固后，传递光固化树脂材料（图3-6-4）与三角蜡刀（图3-6-5），制作总义齿托盘，并将其放入光固化灯箱固化（图3-6-6），安装低速直牙科手机与磨头（图3-6-7）修整后消毒待用。

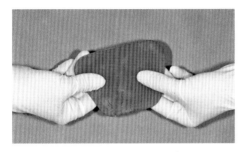

图 3-6-4 传递光固化树脂

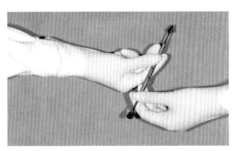

图 3-6-5 传递三角蜡刀

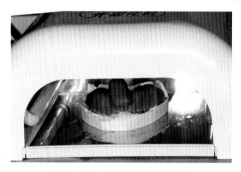

图 3-6-6 放入光固化灯箱中

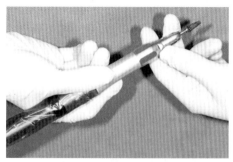

图 3-6-7 传递磨头

（三）术后护理

1. 整理用物

分类处理治疗后的用物。整理顺序：撤一次性胸巾→防污膜→手机（冲洗手机管道30s）→弃吸唾管、口杯→冲洗痰盂、牙椅排水管道→治疗盘及器械（可重复使用器械椅旁清洁、分类放置）。

2. 清洁消毒

遵循由洁到污的原则。清洁消毒顺序：取消毒湿巾→工作手柄接头→手接触点→牙椅污染处→排水管道接头→痰盂外周→弃手套。

3. 预约复查

预约患者戴牙时间，告知患者复查内容。

三、制取总义齿印模的护理配合

（一）术前准备

1. 患者准备

核对患者信息，引导就座，调节椅位、灯光。初步了解患者全身情况、口腔情况及心理状态，减轻患者焦虑。医、护、患核对个别托盘。

2. 用物准备

（1）常规用物 检查套装（口镜、探针、镊子）、口杯、镜子、一次性胸巾、防污膜。

（2）制取印模用物 树脂个别托盘、藻酸盐印模材料、水计量器、量勺、调拌刀、藻酸盐全自动混配机、混配碗（图3-6-8）。

（3）制取颌位关系用物 红蜡片、

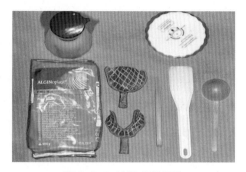

图 3-6-8 制取印模用物

三角蜡刀、酒精灯、打火机、颌平面板、垂直距离尺（见图3-5-5）。

（二）术中配合

1. 患者体位调节

调节合适体位，以便医师制取工作模型。

2. 制取印模

遵医嘱选择印模材料，根据产品说明进行调拌后放置于个别托盘（见图3-6-6），传递给医师制取终印模，观察患者反应，减轻患者不适。

3. 制取颌位关系记录

待石膏灌制完成，医师制作好蜡堤。根据需要，准备颌平面板、垂直距离尺、三角蜡刀（图3-6-9）。

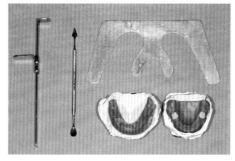

图3-6-9　制取颌位关系记录

（三）术后护理

1. 整理用物

分类处理治疗后的用物。整理顺序：撤一次性胸巾→防污膜→弃吸唾管、口杯→冲洗痰盂→治疗盘及器械（可重复使用器械椅旁清洁、分类放置）。

2. 清洁消毒

遵循由洁到污的原则。清洁消毒顺序：取消毒湿巾→手接触点→牙椅污染处→痰盂外周→弃手套。

3. 预约复查

预约患者戴牙时间，告知患者复查内容。将颌位关系、模型及技工单转送技工室。

四、试戴全口义齿蜡型的护理配合

（一）术前准备

1. 患者准备

核对患者信息，引导就座，调节椅位、灯光。初步了解患者全身情况、口腔情况及心理状态，减轻患者焦虑。医、护、患核对蜡型。

2. 用物准备

（1）常规用物　检查套装（口镜、探针、镊子）、口杯、镜子、防污膜。

（2）蜡型试戴用物　蜡型、打火机、红蜡片、蜡刀、酒精灯（图3-6-10）。

（二）术中配合

1.试戴蜡型

椅位调节至坐位，准备义齿蜡型，为患者提供镜子，试戴蜡型（图3-6-11）。

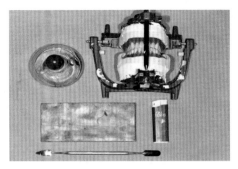

图3-6-10　蜡型试戴用物

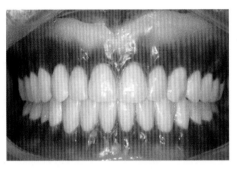

图3-6-11　试戴蜡型

2.调整人工牙

如需调整人工牙，准备蜡刀递予医师，进行蜡型调改，妥善保存人工牙。

（三）术后护理

1.整理用物

分类处理治疗后的用物。整理顺序：防污膜→弃吸唾管、口杯→冲洗痰盂→治疗盘及器械（可重复使用器械椅旁清洁、分类放置）。

2.清洁消毒

遵循由洁到污的原则。清洁消毒顺序：取消毒湿巾→手接触点→牙椅污染处→痰盂外周→弃手套。

3.预约复查

预约患者戴牙时间，告知患者复查内容。将全口义齿蜡型转送技工室。

五、义齿初戴的护理配合

（一）术前准备

1.患者准备

核对患者信息，引导就座，调节椅位、灯光。初步了解患者全身情况、口腔情况及心理状态，减轻患者焦虑。医、护、患核对修复体。

2.用物准备

（1）常规用物　检查套装（口镜、探针、镊子）、口杯、凡士林、75%酒精棉球、医用棉签、镜子、低速直牙科手机、一次性胸巾、防污膜、护目镜。

（2）义齿初戴用物　磨头、义齿压痛糊剂、咬合纸、咬合镊、抛光布轮

（图 3-6-12）。

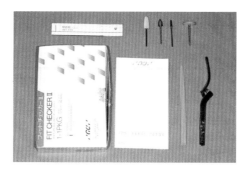

图 3-6-12 义齿初戴用物

（二）术中配合

1. 试戴义齿

75% 酒精棉球消毒总义齿，协助医师试戴义齿，必要时为患者提供镜子。

2. 调改义齿

遵医嘱安装低速直机和所需磨头（图 3-6-13），调改时用强力吸引管吸除粉尘（图 3-6-14），必要时遵医嘱调拌义齿压痛糊剂（图 3-6-15），传递活动义齿（图 3-6-16），检查义齿，准备咬合镊和咬合纸（见图 3-3-14），根据需要及时传递医师咬合纸。

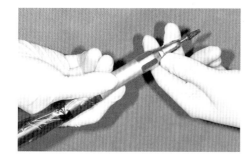

图 3-6-13 安装磨头

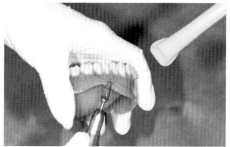

图 3-6-14 协助吸粉末

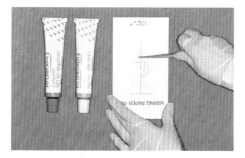

图 3-6-15 调拌压痛糊剂

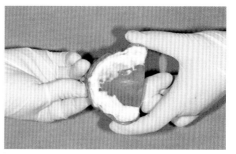

图 3-6-16 传递活动义齿

103

3. 抛光义齿

遵医嘱准备所需抛光磨头或抛光布轮，协助医师抛光（图3-6-17）。

（三）术后护理

1. 整理用物

分类处理治疗后的用物。整理顺序：撤一次性胸巾→防污膜→手机（冲洗手机管道30s）→弃吸唾管、口杯→冲洗痰盂、牙椅排水管道→治疗盘及器械（可重复使用器械椅旁清洁、分类放置）。

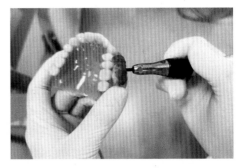

图3-6-17　布轮抛光

2. 清洁消毒

遵循由洁到污的原则。清洁消毒顺序：取消毒湿巾→工作手柄接头→手接触点→牙椅污染处→排水管道接头→痰盂外周→弃手套。

3. 健康宣教

（1）初戴义齿时会有异物感、恶心、发音不清等现象，须坚持佩戴，数日内逐渐适应。

（2）戴牙后1～2天，吃饭时可暂时不戴，适应后再戴义齿练习进食，开始可吃软食及小块食物。

（3）饭后及睡前取下义齿，清水冲洗干净，睡前将义齿取下浸泡于清水中，勿用开水或药液浸泡。

（4）如义齿佩戴有压痛，应摘下义齿使组织恢复，预约医师调改，复查前1天佩戴义齿，便于医师通过黏膜压痕帮助诊断，勿用锐器自行调改。

（5）普通全口义齿，使用3～4年后应进行必要的调𬌗及重衬，使用7～8年后应予以更换。

六、风险防控

（1）总义齿修复患者多为老年患者，就诊时需注意提醒和搀扶老年患者，避免管线绊倒。

（2）义齿调改时有飞沫，要注意使用强力吸引管吸除飞沫，同时为医、护、患佩戴护目镜，避免飞沫进入眼睛，做好患者及医护人员的眼部防护。

（3）由于印模材料具有一定的流动性，制取印模前告知患者注意事项。对于咽反射较为敏感的患者，嘱其低头、大口呼气，密切观察患者的反应，如有异常立即停止操作。取模过程避免患者体位过仰，避免做吞咽动作，防止发生误吞、误吸。

第七节 · 磁性附着体修复

磁性附着体是利用磁性材料的磁力将修复体吸附到基牙或种植牙上，使修复体获得固位和稳定的一种装置。它由一个安置在患者口内余留牙根或种植体上的衔铁和一个设置在修复体基板上的闭路磁体两部组成，利用二者间的磁吸引力使修复体牢固地保持在患者的牙槽嵴上。本章节以磁性附着体在全口覆盖义齿中的运用为例。

一、磁性附着体修复的适应证

（1）全口覆盖义齿、部分覆盖义齿以及过渡性义齿。

（2）固定可摘局部义齿或半固定义齿的使用形式。

（3）颌面赝复体中，用于连接阻塞器与义齿、阻塞器与颌面赝复体的连接，也可用于分部义齿。

（4）固定覆盖式种植义齿或赝复体的应用形式。

（5）覆盖式种植义齿和种植式颌面赝复体的固位。

（6）缺牙数目多且伴有残根、残冠的牙列缺损，伴有骨缺损的牙列缺损，以及患者要求义齿不暴露金属且方便摘戴。

（7）对于基牙的要求

① 牙周病经过治疗并得到控制，牙根要求超过 10mm，牙槽骨吸收不超过根长的 1/3，牙齿松动不超过 Ⅰ°。

② 基牙需要经过完善的根管治疗，根尖病变经过治疗后得到控制。

③ 对于磁性附着体，缺牙垂直间隙需要大于 8mm，才能使用这种固位方式。

二、磁性附着体印模制取的护理配合

（一）术前准备

1. 患者准备

核对患者信息，引导就座，调节椅位、灯光。初步了解患者全身情况、口腔情况及心理状态，介绍治疗过程，减轻患者焦虑。

2. 用物准备

（1）常规用物　检查套装（口镜、探针、镊子）、口杯、高速牙科手机、三用枪、吸唾管、暂封材料、充填器、一次性胸巾、防污膜、护目镜。

（2）根管预备用物　金刚砂车针、根管预备钻、直尺、螺旋输送器。

（3）排龈用物　排龈线、眼科剪、排龈器、排龈膏。

（4）印模制取用物　印模材料、调拌工具、托盘。

（二）术中配合

1. 牙体预备

遵医嘱在高速牙科手机上安装金刚砂车针，扫平根面牙体组织，使用三用枪和吸唾管保持术野清晰。

2. 预备根管

遵医嘱准备车针，传递根管预备钻（见图 3-2-4），预备过程中适时使用三用枪及吸唾管保持术野清晰。

3. 排龈

遵医嘱传递排龈膏（图 3-7-1），或提前准备合适长度、数量的排龈线，供医师使用。

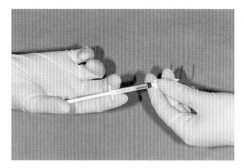

图 3-7-1 传递排龈膏

4. 根管处理

将 75% 酒精棉球制成细棉条，予医师消毒根管并协助吹干。遵医嘱在低速牙科手机上安装螺旋输送器。

5. 制取印模

传递托盘予医师确认大小合适后，遵医嘱调拌印模材料（聚醚）（图 3-7-2）装于托盘及专用输送枪上（图 3-7-3）递予医师，材料凝固期间，观察患者反应，指导患者减轻不适症状。

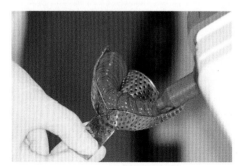

图 3-7-2 调拌聚醚

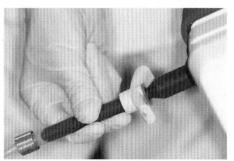

图 3-7-3 装于专用输送枪

6. 暂封

传递暂封材料予医师，封闭根管口，并备好小棉球修除多余的暂封材料。

（三）术后护理

1. 整理用物

分类处理治疗后的用物。整理顺序：撤一次性胸巾→防污膜→手机（冲洗手机管道 30s）→弃吸唾管、口杯→冲洗痰盂、牙椅排水管道→治疗盘及器械（可重复使用器械椅旁清洁、分类放置）。

2. 清洁消毒

遵循由洁到污的原则。清洁消毒顺序：取消毒湿巾→工作手柄接头→手接触点→牙椅污染处→排水管道接头→痰盂外周→弃手套。

3. 预约复查

预约复查时间、告知患者复查内容。将消毒好的印模及技工单转送技工室。

4. 健康宣教

告知患者勿食黏性食物，如出现封闭材料脱落或其他不适症状应及时就诊。

三、根帽试戴及粘固的护理配合

以玻璃离子水门汀粘接为例。

（一）术前准备

1. 患者准备

核对患者信息，引导就座，调节椅位、灯光。初步了解患者全身情况、口腔情况及心理状态，减轻患者焦虑。医、护、患核对修复体。

2. 用物准备

（1）常规用物　检查套装（口镜、探针、镊子）、口杯、高速牙科手机、棉卷、75%酒精棉球、吸唾器、一次性胸巾、防污膜、护目镜。

（2）试戴用物　根帽、咬合纸、车针、持针器（图3-7-4）。

（3）粘接用物　玻璃离子水门汀、调拌刀、调拌纸板、量勺、凡士林、棉签（图3-7-5）。

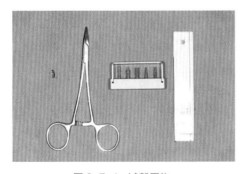

图3-7-4　试戴用物

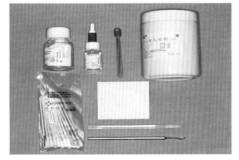

图3-7-5　粘接用物

（二）术中配合

1. 去暂封

遵医嘱安装车针与高速手机上，及时使用吸唾管保持术野清晰。

2. 根帽试戴

传递医师咬合纸及根帽（图 3-7-6），检查根帽就位情况，传递探针，协助检查根帽边缘，遵医嘱安装相应的车针，协助调改。

3. 根管消毒

将 75% 酒精棉球制成细棉条，予医师并协助吹干。

4. 根帽消毒

协助医师用 75% 酒精消毒根帽。

5. 根帽粘接

安装螺旋输送器于低速牙科手机上，传递棉卷协助隔湿，遵医嘱调拌玻璃离子水门汀（图 3-7-7），将粘接水门汀置于根管口，待医师将材料导入根管后，在根帽组织面上涂抹适量材料（图 3-7-8），就位后传递探针予医师检查边缘，并去除多余的水门汀，递凡士林棉签（图 3-7-9）。根帽粘接时，观察患者反应，协助患者减轻不适症状。

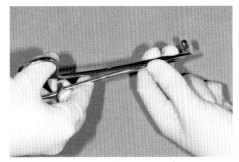

图 3-7-6 传递根帽

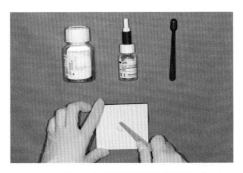

图 3-7-7 调拌粘接用水门汀

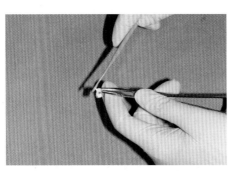

图 3-7-8 将粘接材料涂布根帽

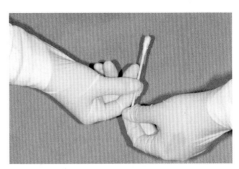

图 3-7-9 传递凡士林棉签

6. 再次取印模，制作义齿

详见本章第六节。

（三）术后护理

1. 整理用物

分类处理治疗后的用物。整理顺序：撤一次性胸巾→防污膜→手机（冲洗手

机管道30s）→弃吸唾管、口杯→冲洗痰盂、牙椅排水管道→治疗盘及器械（可重复使用器械椅旁清洁、分类放置）。

2. 清洁消毒

遵循由洁到污的原则。清洁消毒顺序：取消毒湿巾→工作手柄接头→手接触点→牙椅污染处→排水管道接头→痰盂外周→弃手套。

3. 预约复查

预约复查时间、告知患者复查内容。将消毒好的印模及技工单转送技工室。

4. 健康宣教

24h内粘接剂未达到最高强度，在此期间避免食用过黏食物，防止根帽脱落。

四、磁铁粘固的护理配合

（一）术前准备

1. 患者准备

核对患者信息，引导就座，调节椅位、灯光。初步了解患者全身情况、口腔情况及心理状态，减轻患者焦虑。医、护、患核对修复体。

2. 用物准备

（1）常规用物 检查套装（口镜、探针、镊子）、口杯、三用枪、吸唾器、一次性胸巾、防污膜、护目镜。

（2）义齿初戴用物 低速直牙科手机、磨头、义齿压痛糊剂、棉签、咬合纸、咬合镊、抛光布轮。

（3）粘固磁铁用物 磁铁、义齿基托树脂粉、义齿基托树脂液、调拌工具（图3-7-10）。

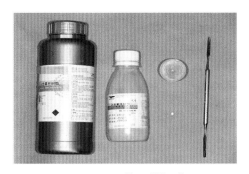

图 3-7-10 粘固磁铁用物

（二）术中配合

1. 试戴、调改义齿

详见本章第六节。

2. 粘固磁铁

将磁体递予医师试戴，遵医嘱调拌自凝树脂（图 3-7-11、图 3-7-12）。材料固化期间观察患者有无不适反应。磁铁固位后协助医师调改基托。

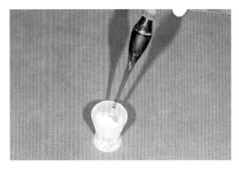
图 3-7-11　调拌自凝树脂（一）

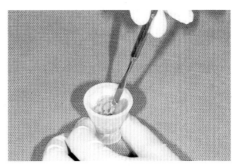
图 3-7-12　调拌自凝树脂（二）

（三）术后护理

1. 整理用物

分类处理治疗后的用物。整理顺序：撤一次性胸巾→防污膜→手机（冲洗手机管道 30s）→弃吸唾管、口杯→冲洗痰盂、牙椅排水管道→治疗盘及器械（可重复使用器械椅旁清洁、分类放置）。

2. 清洁消毒

遵循由洁到污的原则。清洁消毒顺序：取消毒湿巾→工作手柄接头→手接触点→牙椅污染处→排水管道接头→痰盂外周→弃手套。

3. 健康宣教

（1）如出现黏膜压痛，可暂时停戴，及时复诊。复查前 1 天佩戴义齿，便于医师调改。

（2）嘱患者饭后清洁义齿，将根帽周围清洁干净，睡前将义齿浸泡在清水中。

（3）磁铁发生损坏或脱落时及时就诊，勿自行修补、调改。

五、风险防控

（1）根帽比较尖锐细小，传递过程注意确认夹紧，避免掉落引起误吞误吸。

（2）义齿调改时有飞沫，要注意使用强力吸引管吸除飞沫，同时为医、护、患佩戴护目镜，避免飞沫进入眼睛，做好患者及医护人员的眼部防护。

（3）确认车针是否安装就位，以防操作时车针突然从牙科手机上脱落飞出。

（4）由于印模材料具有一定的流动性，制取印模前告知患者注意事项。对于咽反射较为敏感的患者，嘱其低头、大口呼气，密切观察患者的反应，如有异常立即停止操作。试根帽过程中避免患者体位过仰，如其不慎脱离口内，嘱其不要闭嘴，避免做吞咽动作，防止发生误吞、误吸。

第四章

正畸专业相关治疗的护理配合及风险防控

第一节 · 固定矫治器粘接技术

固定矫治是将矫治器通过黏着或结扎而固定在牙齿上，具有适于施加各种类型的矫治力，有利于多数牙齿的移动，能有效控制牙齿移动的方向等特点，广泛应用于口腔正畸治疗中。

一、固定矫治器粘接的适应证

各类错𬌗畸形的矫治，例如牙列拥挤、牙列间隙、双𬌗前凸、反𬌗、深覆盖、深覆𬌗、锁𬌗、开𬌗等。

二、固定矫治器粘接的护理配合

（一）术前准备

1. 患者准备

引导患者进入诊室，就坐综合治疗椅上，调节椅位、灯光。初步了解患者全身情况、口腔情况及心理状态，进行术前指导，减轻患者焦虑。

2. 用物准备

（1）常规用物　检查套装（口镜、探针、镊子）、开口器、吸唾管、口杯、纸巾、牙膏、三用枪、凡士林棉签、干棉球、75% 酒精棉球、棉卷、防污膜、一次性胸巾、护目镜。

（2）粘接用物　低速牙科手机、抛光杯或矽粒子、35% 磷酸酸蚀剂、粘接剂及处理液、小毛刷、双碟（图 4-1-1）。

（3）粘接托槽用物　正畸托槽、矫治弓丝、结扎丝、结扎圈、金冠剪、末端切断钳、持针器、托槽镊、颊面管镊（图 4-1-2）。

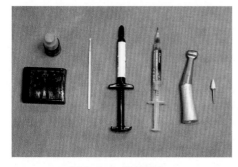

图 4-1-1　粘接用物

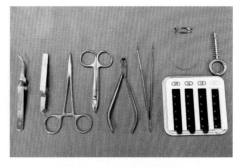

图 4-1-2　粘接托槽用物

（4）粘接带环用物　玻璃离子水门汀、调拌刀、调拌纸、带环、带环挺、去带环钳、洁治器（图4-1-3）。

3.其他准备

病历、X线、模型。

（二）护理配合

（1）核对患者信息。

（2）用凡士林棉签润滑口角，防止
口镜牵拉造成患者痛苦，传递口镜和探
针检查口内情况。

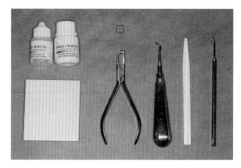

图4-1-3　粘接带环用物

（3）清洁牙面　安装矽粒子于低速牙科手机上，递予医师清洁牙面，并及时
吸唾，保持术野清晰。

（4）安装开口器　将开口器递予医师（图4-1-4）。

（5）试戴带环　75%酒精棉球消毒带环，传递给医师（图4-1-5）进行试戴，
并交替递带环铤和去带环钳（图4-1-6、图4-1-7）。

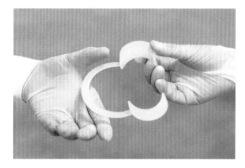

图4-1-4　递开口器

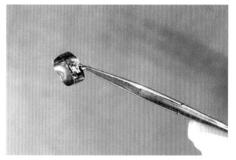

图4-1-5　递带环

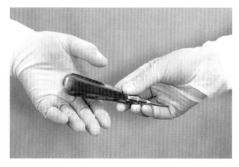

图4-1-6　递予带环铤

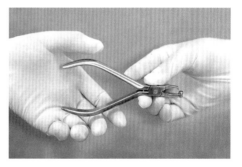

图4-1-7　递去带环钳

（6）消毒带环　将75%酒精棉球递予医师清洁试戴合适的带环。

（7）隔湿粘接　将干棉球递予医师协助隔湿，及时吸唾，正确调拌玻璃离子
水门汀（图4-1-8），将调好的材料涂抹于带环龈向的二分之一处（图4-1-9），递
予医师。

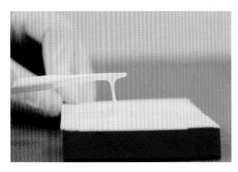

图 4-1-8　调拌玻璃离子水门汀

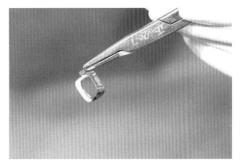

图 4-1-9　涂抹带环

（8）清理　递洁治器予医师，协助清理溢出的玻璃离子水门汀，及时用棉球擦拭洁治器前端的材料，嘱患者漱口。

（9）协助医师放置开口器，充分暴露牙面，调节灯光，保持视野清晰。

（10）酸蚀牙面　递酸蚀剂予医师（图 4-1-10），酸蚀牙面（图 4-1-11）计时并及时吸唾，递干棉球隔湿、吹干牙面。

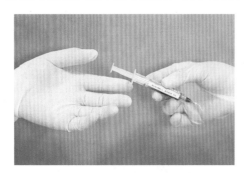

图 4-1-10　递酸蚀剂

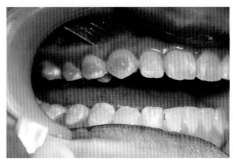

图 4-1-11　酸蚀牙面

（11）粘接托槽　递蘸取预处理液的小毛刷予医师（图 4-1-12），涂抹于酸蚀好的牙面上。再用小毛刷蘸取预处理液涂布于托槽底部（图 4-1-13），然后挤约半粒米粒大小的粘接剂于托槽底面的中心处（图 4-1-14），迅速递予医师（图 4-1-15）。用干棉球擦除尖端多余的未凝固粘接剂。

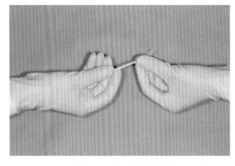

图 4-1-12　递小毛刷

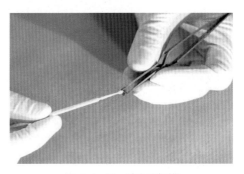

图 4-1-13　涂布于托槽

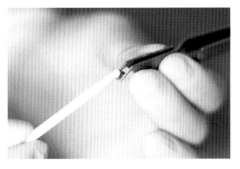

图 4-1-14　涂粘接剂

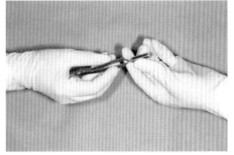

图 4-1-15　递予医师

（12）弓丝结扎　遵医嘱准备合适的弓丝、结扎丝或结扎圈。

（三）术后护理

1.整理用物

撤一次性胸巾→防污膜→牙科手机（冲洗手机管道 30s）→弃吸唾管、口杯→冲洗痰盂、牙椅排水管道→治疗盘、三用枪及器械（可重复使用器械椅旁清洁、分类处置）→更换手套→消毒使用后材料外包装→归位。

2.清洁消毒

遵循由洁到污的原则：取消毒湿巾→工作手柄接头→手接触点→牙椅污染处→排水管道接头→痰盂外周→弃手套。

3.健康宣教

（1）疼痛　初戴固定矫治器后，牙齿可能出现轻度不适或疼痛，一般持续3～5天。如果疼痛严重，应及时复诊。部分"磨嘴"患者可使用专用保护蜡来保护颊侧黏膜。

（2）佩戴矫治器的患者应特别注意口腔卫生，养成随身携带刷牙工具的习惯，每次进食后应刷牙或漱口，防止矫治过程中出现龋齿、牙龈炎等口腔疾病。

（3）饮食　患者佩戴固定矫治器治疗的过程中应避免进食过硬和过黏的食物，不要做啃咬的动作，如果进食水果，可切成小块吃，以免托槽脱落，影响矫治疗程。

（4）运动　在患者佩戴矫治器过程中，某些运动项目须受限。一旦运动中出现面部外伤等意外时，应及时检查口腔、牙齿及矫治器，发现异常立即与主治医师联系。

（5）佩戴固定矫治器过程中若出现损坏、变形、移位，带环及托槽松动、脱落时应联系主治医师及时就诊，以免影响治疗效果。

（6）复诊　预约复诊时间，遵医嘱按时复诊。

三、风险防控

（1）粘接带环时，玻璃离子水门汀材料宜从带环的龈端放入，不宜放入过多，放至带环宽度的二分之一即可，避免溢出的材料堵塞颊面管。

（2）弓丝结扎过程注意保护患者黏膜，避免划伤。

（3）传递物品时，要根据矫治器方位，调整好方向进行正确传递，确保夹紧，避免误吞。

第二节 · 固定矫治器拆除术

实现矫治目标后，可将固定矫治器拆除，本节适用于正畸固定矫正治疗结束患者。

一、固定矫治器拆除术的适应证

适用于各类错𬌗畸形。

二、固定矫治器拆除术的护理配合

（一）术前准备

1. 患者准备

引导患者进入诊室，就座于综合治疗椅上，调节椅位、灯光。初步了解患者全身情况、口腔情况及心理状态，减轻患者焦虑。

2. 用物准备

（1）常规用物　检查套装（口镜、镊子、探针）、吸唾管、干棉球、三用枪、凡士林棉签。

（2）拆除用物　去托槽钳、去带环钳、技工钳、低速直牙科手机、钨钢磨头、咬合纸（图4-2-1）。

3. 其他准备

病历、影像学检查资料、保持器。

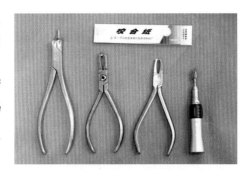

图 4-2-1　拆除用物

（二）术中配合

（1）核对　查看患者病历，核对患者信息，医师与患者沟通交流治疗过程。

（2）润滑　将涂有凡士林的棉签递予医师，润滑口角。

（3）拆除 分别递去托槽钳（图 4-2-2），去带环钳予医师（图 4-2-3），拆除带环及托槽（图 4-2-4）。

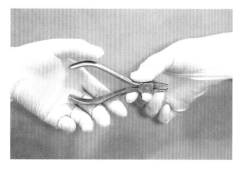

图 4-2-2 递去托槽钳

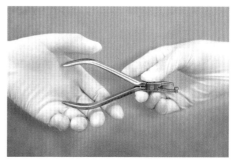

图 4-2-3 递去带环钳

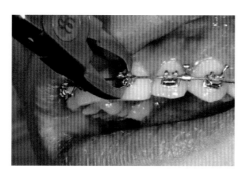

图 4-2-4 拆除

（4）调试 患者洁牙后，遵医嘱递予医师技工钳（图 4-2-5）调试保持器的松紧度，遵医嘱传递咬合纸，安装磨头于低速直牙科手机（图 4-2-6），递予医师调磨咬合。

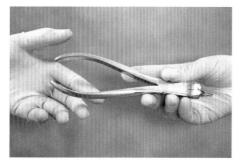

图 4-2-5 递技工钳

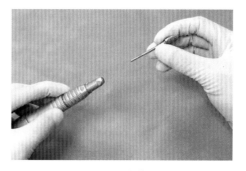

图 4-2-6 安装磨头

（5）遵医嘱留取矫治后资料，制取记存模型，并引导患者拍摄面颌相，拍 X 线片。

（6）告知患者保持器相关佩戴要领。

117

（三）术后护理

1. 整理用物

撤一次性胸巾→防污膜→牙科手机（冲洗手机管道30s）→弃吸唾管、口杯→冲洗痰盂、牙椅排水管道→治疗盘、三用枪及器械（可重复使用器械椅旁清洁、分类处置）→更换手套→消毒使用后材料外包装→归位。

2. 清洁消毒

遵循由洁到污的原则：取消毒湿巾→工作手柄接头→手接触点→牙椅污染处→排水管道接头→痰盂外周→弃手套。

3. 健康宣教

（1）固定矫治器拆除后，应遵医嘱认真佩戴保持器。

（2）刷牙、进食或饮用有色饮料时宜摘下保持器，放置在专用盒子里保存，避免挤压、丢失，若丢失、损坏、佩戴不适须及时联系医师。

（3）学习正确摘戴保持器的方法，避免不良摘戴方式造成保持器的损坏。

（4）保持器要用冷水清洗，勿用热水，以免变形。

（5）预约复诊时间，复查保持效果。

三、风险防控

（1）拆除矫治器时，护理人员应注意患者口唇黏膜是否被器械夹到。

（2）患者洁牙期间应将患者的复诊盘做好标识，防止保持器丢失。

（3）复诊时要确认患者摘脱方法正确，避免造成保持器的损坏。

第三节 · 舌侧矫治技术

舌侧矫治技术是将舌侧矫治器粘接在牙舌面正确的位置，施加各种类型的矫治力，有利于多数牙齿的移动，能有效排齐、整平牙弓，内收前牙，进行精细调整，应用于对美观要求很高的口腔正畸治疗中。

一、舌侧矫治技术的适应证

适用各类错𬌗畸形，尤其对骨性Ⅱ类高角错𬌗畸形。具有美观、绝对隐形等优点。

二、舌侧矫治技术的护理配合

（一）术前准备

1. 患者准备

引导患者进入诊室，就座综合治疗椅上，调节椅位、灯光。初步了解患者全身情况、口腔情况及心理状态，减轻患者焦虑。

2. 用物准备

（1）常规用物　检查套装（口镜、探针、镊子）、金冠剪、三用枪、开口器、吸唾管（图4-3-1）。

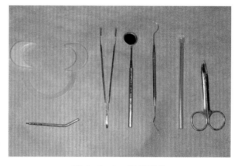

图 4-3-1　常规用物

（2）粘接用物　低速牙科手机、抛光刷、35%磷酸酸蚀剂、粘接剂（图4-3-2）。

（3）矫治用物　舌侧托槽、持针器、末端切断钳、个性化舌侧托槽间接转移托盘、个性化矫治弓丝、链状橡皮圈、结扎圈、结扎丝（图4-3-3）。

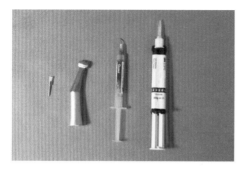

图 4-3-2　粘接用物

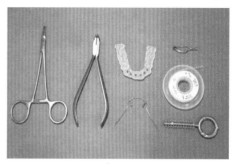

图 4-3-3　矫治用物

3. 其他准备

病历、影像学检查资料、模型。

（二）术中配合

（1）核对　核对患者信息，调节椅位高度和灯光。

（2）清洁　涂抹凡士林润滑患者口角。传递抛光刷，安装于低速牙科手机上，医师蘸取牙膏清洁牙面，护士协助患者漱口。

（3）试戴　护士用75%酒精棉球擦拭转移托盘并吹干，遵医嘱将转移托盘剪至2～3段。

（4）安装开口器　将开口器递予医师（见图4-1-4）。

（5）酸蚀　将35%磷酸酸蚀剂递予医师（图4-3-4），进行酸蚀，计时并及时吸唾，递干棉球隔湿、吹干牙面。

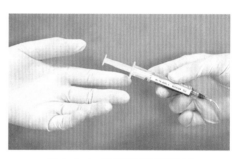

图 4-3-4　递35%磷酸酸蚀剂

（6）隔湿　将干棉球递予医师协助隔湿，同时吸唾。

（7）粘接　将混合头安装在舌侧双管粘接剂上（图4-3-5），将粘接剂涂布于托槽底板上（图4-3-6），递予医师放置于牙齿上就位（图4-3-7）。

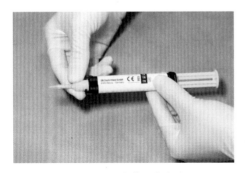

图4-3-5　安装混合头

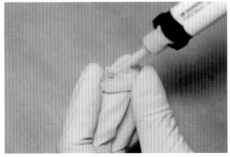

图4-3-6　涂粘接剂

（8）放置弓丝　将持针器、舌侧个性化矫治弓丝递予医师。

（9）协助结扎　遵医嘱将结扎丝或结扎圈递予医师，传递金冠剪，并用棉球接取剪下的结扎丝。

（10）协助取出开口器，嘱患者漱口。

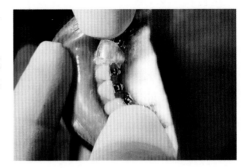

图4-3-7　放置于牙齿上就位

（三）术后护理

1. 整理用物

撤一次性胸巾→防污膜→牙科手机（冲洗手机管道30s）→弃吸唾管、口杯→冲洗痰盂、牙椅排水管道→治疗盘、三用枪及器械（可重复使用器械椅旁清洁、分类处置）→更换手套→消毒使用后材料外包装→归位。

2. 清洁消毒

遵循由洁到污的原则：取消毒湿巾→工作手柄接头→手接触点→牙椅污染处→排水管道接头→痰盂外周→弃手套。

3. 健康宣教

（1）初戴舌侧矫治器可能有舌部刺激及发音、咀嚼不适。

（2）饮食中注意避免进食过硬过黏的食物，防止矫治器脱落。

（3）口腔卫生　注意做好口腔卫生维护，根据医嘱餐后认真刷牙，可搭配使用冲牙器等辅助工具。

（4）如出现牙齿剧烈疼痛、矫治器脱落扎嘴等情况，保留脱落的矫治器并及时来院就诊。

（5）复诊　预约下次复诊时间。一般4～6周复诊一次，如遇特殊情况及时就诊。

三、风险防控

（1）涂布粘接剂于矫治器底板时应注意，靠近转移托盘𬌗方位置的粘接剂量不宜过多，溢出的粘接剂无法使用探针勾除。

（2）护理配合要及时吸唾，防止唾液污染影响粘接。

（3）传递物品时，确保夹紧，避免误吞。

第四节 · 无托槽隐形矫治技术

无托槽隐形矫治技术是根据患者的个体牙列生成数字化牙模，由口腔正畸医师利用专门的软件设计最终排牙目标及牙移动步骤，并由此制作出一系列个性化的透明矫治器，患者通过按时佩戴、定期更换完成正畸治疗。

一、无托槽隐形矫治技术的适应证

无托槽隐形矫治的适应证越来越广，多用于以下情况。

（1）对口腔美观和卫生要求较高者。

（2）牙釉质发育不全、氟牙症和存在修复体等不利于托槽粘接者。

（3）龋病易感者。

二、无托槽隐形矫治技术数字化取模的护理配合

（一）术前准备

1.患者准备

引导患者进入诊室，就座综合治疗椅上，调节椅位、灯光，初步了解患者全身情况及口腔情况，缓解患者紧张情绪。

2.用物准备

（1）常规用物 检查套装（口镜、镊子、探针）、三用枪、防污膜、吸唾管、凡士林。

（2）数字化口腔扫描系统（图4-4-1）、口扫镜头（图4-4-2）。

（二）术中配合

（1）核对 核对患者信息，调节椅位高度。

（2）清洁 清洁患者口腔卫生，涂凡士林润滑患者口角。使用三用枪吹干牙面，防止唾液影响扫描数据。

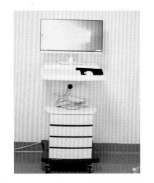

图 4-4-1 数字化口腔扫描系统

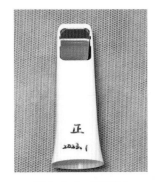

图 4-4-2 口扫镜头

（3）扫描 安装口扫镜头，使用数字化口腔扫描系统分别扫描牙齿上颌、下颌及咬合（图 4-4-3、图 4-4-4）。扫描范围至唇颊舌侧至基骨位置。确认扫描件与患者口内情况一致后提交。

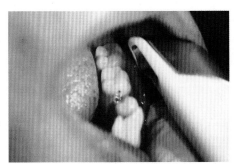 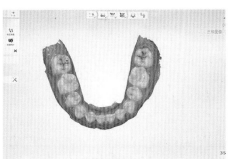

图 4-4-3 扫描下颌

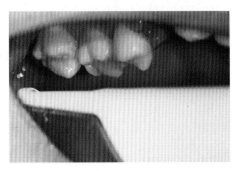 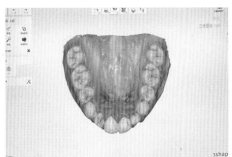

图 4-4-4 扫描上颌

（4）协助患者漱口，清理面部。

（三）术后护理

1. 整理用物

防污膜→弃吸唾管、口杯→冲洗痰盂、牙椅排水管道→治疗盘、三用枪及器械（可重复使用器械椅旁清洁、分类处置）→更换手套→消毒使用后材料外包装→归位。

2. 清洁消毒

遵循由洁到污的原则。取消毒湿巾→工作手柄接头→手接触点→牙椅污染处→排水管道接头→痰盂外周→弃手套。

3. 健康宣教

嘱患者保持口腔卫生，佩戴矫治器并择期复诊。

三、无托槽隐形矫治技术的护理配合

（一）术前准备

1. 患者准备

引导患者进入诊室，就坐综合治疗椅上，调节椅位、灯光，初步了解患者全身情况及口腔情况，减轻患者焦虑。

2. 用物准备

（1）常规用物　检查套装（口镜、镊子、探针）、金冠剪、持针器、三用枪、开口器、低速牙科手机、抛光刷、高速牙科手机、车针、光固化灯（图4-4-5）。

（2）粘接附件用物　附件粘接模板、光固化复合树脂及粘接剂、树脂刀、35%磷酸酸蚀剂、避光盒（图4-4-6）。

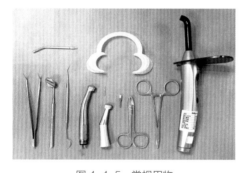

图 4-4-5　常规用物

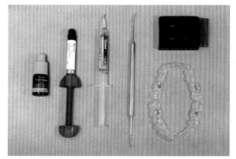

图 4-4-6　粘接附件用物

（二）术中配合

1. 准备工作

查看患者病历，核对患者信息，患者就位，佩戴护目镜，调节椅位高度和灯光，用凡士林棉签润滑口角，防止口角牵拉造成疼痛。

2. 清洁

传递抛光刷安装于低速牙科手机上（图4-4-7），医师蘸取抛光膏清洁牙面，护士协助患者漱口。

3. 酸蚀

传递干棉球予医师进行隔湿。将 35% 磷酸酸蚀剂递予医师进行牙面酸蚀（图 4-4-8），协助酸蚀计时并及时吸唾，递干棉球隔湿、吹干牙面。

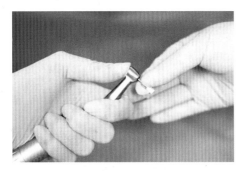

图 4-4-7　安装抛光刷

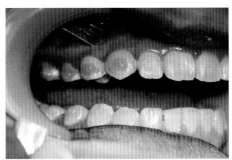

图 4-4-8　牙面酸蚀

4. 填充附件

传递树脂刀予医师，协助在模板上填充光固化复合树脂（图 4-4-9、图 4-4-10），遮光板避光备用。

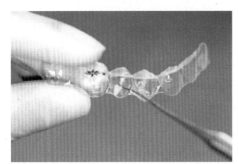

图 4-4-9　填充附件（一）

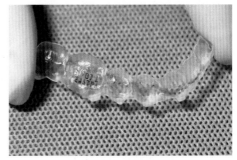

图 4-4-10　填充附件（二）

5. 处理牙面

小毛刷蘸取粘接剂递予医师，协助处理牙面（图 4-4-11）固定附件，光照固化，计时。

6. 去除溢出树脂

协助医师取下模板，传递车针安装于高速牙科手机上去除溢出的树脂（图 4-4-12），协助吸唾。

（三）术后护理

1. 整理用物

撤一次性胸巾→防污膜→牙科手机（冲洗手机管道 30s）→弃吸唾管、口杯→冲洗痰盂、牙椅排水管道→治疗盘、三用枪及器械（可重复使用器械椅旁清洁、

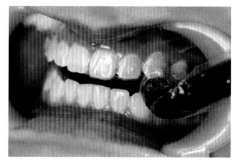

图 4-4-11 处理牙面

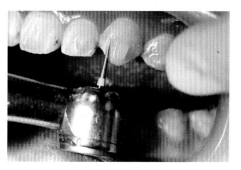

图 4-4-12 去除溢出的树脂

分类处置）→更换手套→消毒使用后材料外包装→归位。

2. 清洁消毒

遵循由洁到污的原则。取消毒湿巾→工作手柄接头→手接触点→牙椅污染处→排水管道接头→痰盂外周→弃手套。

3. 健康宣教

（1）佩戴时间 每副无托槽隐形矫治器在患者口内佩戴不少于 2 周，遵医嘱按顺序佩戴矫治器，每天至少佩戴 22h，每 4～6 周复诊一次。

（2）治疗初期有口齿不清的现象，可能是舌部不适应口腔内矫治器的正常表现，几天后该现象会逐渐消失，佩戴期间会出现口干、牙齿酸胀痛、受压感，属正常反应，嘱其多喝水。

（3）饮食 佩戴期间，应避免喝过冷过热的液体，以免矫治器变形影响治疗效果；应避免喝有色饮料，以免矫治器染色影响美观，佩戴期间若发生过敏、牙龈发炎或口腔溃疡等不良反应时应立即停止佩戴并及时就诊。

（4）若矫治器丢失或断裂应及时与医师联系，以免影响治疗效果。

四、风险防控

（1）扫描过程中扫描头应与牙列保持距离，避免压迫牙龈造成患者疼痛。

（2）要做好扫描仪的管理，避免扫描枪滑落导致扫描镜片破裂而损坏。

（3）护理配合时及时吸唾，防止唾液污染，影响粘接。

第五节 · 正畸活动矫治器

活动矫治器是一类矫治错𬌗畸形的装置，可由患者或医师自由摘戴，依靠卡环的卡抱作用和黏膜的吸附作用进行固位，可根据需要在矫治器上增加弹簧等附件以产生矫治力，达到矫治错𬌗畸形的目的。

一、正畸活动矫治器的适应证

（1）纠正前牙反殆及解除咬合锁结。

（2）伴有上下颌牙弓狭窄，需要上下颌扩弓的病例。

（3）扩大牙弓，或后牙向颊侧或远中移动的病例。

（4）矫治后牙高度不足的低角型深覆殆病例。

（5）用于上颌正常，下颌后缩的远中错殆的病例。

二、正畸活动矫治器的护理配合

（一）术前准备

1. 患者准备

引导患者进入诊室，就座综合治疗椅上，调节椅位、灯光，初步了解患者全身情况及口腔情况，减轻患者焦虑。

2. 用物准备

检查套装（口镜、镊子、探针）、活动矫治器、三用枪、低速直牙科手机、磨头、咬合纸、技工钳（图4-5-1）。

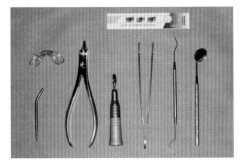

图4-5-1　用物准备

（二）术中准备

（1）查看患者病历，核对信息，调节椅位高度与灯光。

（2）传递75%酒精棉球予医师消毒矫治器，使用清水清洗晾干备用。

（3）传递磨头予医师协助安装在低速直牙科手机上，医师调磨矫治器，传递技工钳调试矫治器松紧度，遵医嘱传递咬合纸调试咬合。

（4）指导患者持续戴矫治器20min以上，观察患者有无不适。若有不适，使用低速手机再次调磨。

（5）指导患者及家属正确戴取矫治器，按时佩戴。

（三）术后护理

1. 整理用物

撤一次性胸巾→防污膜→牙科手机（冲洗手机管道30s）→弃吸唾管、口杯→冲洗痰盂、牙椅排水管道→治疗盘、三用枪及器械（可重复使用器械椅旁清洁、分类处置）→更换手套→消毒使用后材料外包装→归位。

2. 清洁消毒

遵循由洁到污的原则。取消毒湿巾→工作手柄接头→手接触点→牙椅污染处→排水管道接头→痰盂外周→弃手套。

3. 健康宣教

（1）保持口腔卫生，进食后应刷牙，去除口腔异物。

（2）刷牙时应同时将矫治器清洗干净，预防龋病的发生。

（3）初戴矫治器可出现发音不清、流涎等不适现象，5～7天后可好转，患者及家长无须担心。

（4）妥善保管矫治器，防止损坏及丢失。

（5）可使用义齿牙套泡腾片浸泡清洁矫治器，禁止使用热水、酒精或者微波消毒，未佩戴时放在硬质盒内用凉水浸泡防止变形。

（6）严格按医嘱规定时间佩戴矫治器，并去除影响口腔正常发育的各种不良习惯，否则影响矫治效果。

（7）有特殊情况先打电话联系后就诊，一般佩戴活动矫治器的患者每个月复诊一次。

三、风险防控

使用低速直牙科手机调磨活动矫治器时，应远离患者颜面部，适宜使用护目镜，防止调磨中絮状物飞落至患者眼部。

第六节 · 正畸微螺钉种植体支抗

种植体支抗是将种植体植入牙槽骨内，形成部分或者全部的骨整合，以承受矫治力，达到加强支抗的目的，因为种植体支抗在牙槽骨中基本不发生移动，也不需要患者的配合，因此，种植体支抗在临床上应用以来，就得以迅速发展和传播，尤其是微螺钉种植体支抗的广泛应用和大力推广，种植体支抗已经成为最为简单有效的支抗手段。

一、正畸微螺钉种植体支抗的适应证

（1）为改善面型，要求最大限度内收前牙的患者。

（2）需要压低牙齿的情况。

（3）不对称缺牙，导致中线控制困难的病例。

（4）需要将近中阻生的磨牙直立病例。

二、正畸微螺钉种植体支抗的护理配合

（一）术前准备

1. 患者准备

引导患者进入诊室，就座于综合治疗椅上，调节椅位、灯光。评估患者全身

情况、合作程度，询问过敏史及心理状态，减轻患者焦虑。

2. 用物准备

（1）常规用物　检查套装（口镜、镊子、探针）、西吡氯铵漱口水、吸唾管、无菌持物镊、碘伏、75% 酒精。

（2）局部麻醉所需用物　消毒液、医用棉签、麻醉剂、专用麻醉针头、注射器。

（3）无菌植入包内用物　无菌盘、持针器、持物镊、刀柄、口镜、探针、小药杯、棉球若干（图 4-6-1）。

（4）包外用物　生理盐水、75% 酒精、碘伏、20mL 针筒、2mL 针筒、11 号刀片、一次性孔巾、吸唾管、种植手柄、种植钉（图 4-6-2）。

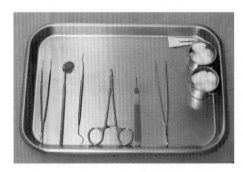
图 4-6-1　无菌植入包内用物

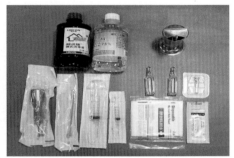
图 4-6-2　包外用物

3. 心理准备

向患者做好解释工作，说明注意事项，取得患者配合，减轻患者焦虑。

（二）术中配合

（1）核对　核对患者信息，调节椅位高度，嘱患者使用西吡氯铵漱口水漱口，调节灯光，保证术者视野清晰。

（2）将无菌吸唾管连接于吸唾器上。

（3）抽取 20mL 无菌生理盐水备用，并更换为 2mL 注射器针头。

（4）局部麻醉　传递麻醉剂予医师进行局部麻醉，观察患者反应。

（5）检查并打开手术植入包。

（6）打开手术植入包，备齐所需用物。

（7）协助用无菌生理盐水冲洗植入部位（图 4-6-3），并及时吸唾保证手术视野清晰。

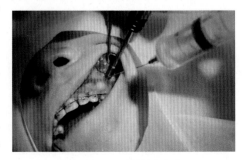
图 4-6-3　冲洗植入部位

（8）调整灯光，保证手术视野清晰，协助医师完成植入。

（三）术后护理

1. 整理用物

撤一次性孔巾→防污膜→弃吸唾管、口杯→冲洗痰盂、牙椅排水管道→治疗盘及器械（可重复使用器械椅旁清洁、分类处置）→更换手套→归位。

2. 清洁消毒

遵循由洁到污的原则。取消毒湿巾→工作手柄接头→手接触点→牙椅污染处→排水管道接头→痰盂外周→弃手套。

3. 健康宣教

（1）术后嘱患者注意口腔卫生，饭后用漱口水漱口持续 1～2 周。选用软毛牙刷，刷牙时应重点清洁种植钉部位。

（2）手术当日进食温凉食物，勿进热食，防止伤口出血。刷牙、进食时注意保护种植钉，防止其松动、脱落，影响矫治效果。如有松动脱落应及时复诊。

（3）疼痛　种植钉植入 2～3 天内有疼痛感属于正常现象。若疼痛持续应及时复诊。

（4）术后种植钉与口腔黏膜摩擦可能会引起口腔溃疡。一般情况下，经过一段时间的适应，溃疡可自行愈合。必要时选用黏膜保护蜡，防止口腔溃疡的形成。

三、风险防控

（1）术前认真评估患者全身情况，排除麻醉禁忌。
（2）观察患者反应，指导患者在术中有不适时先举左手示意，防止术中损伤。

第五章

种植专业相关治疗的护理配合及风险防控

第一节 · 种植Ⅰ期手术

种植牙是在牙齿缺失的颌骨内经手术方法植入由钛或钛合金制造的人工牙根，使其与骨直接结合而得到固位力后，通过基台等连接部件连接上部的牙冠，使缺牙区获得修复的治疗方法。Ⅰ期手术是将种植体植入牙槽骨内，并安放封闭螺钉，关闭软组织创口的手术过程。

一、种植牙的适应证

（1）上下颌部分或个别缺牙，邻牙健康不愿作为基牙者。

（2）磨牙缺失或游离端缺牙修复。

（3）全口缺牙，尤其是下颌骨牙槽严重萎缩者，由于牙槽突形态的改变，传统的义齿修复固位不良者。

（4）活动义齿固位差、无功能、黏膜不能耐受者。

（5）对义齿的修复要求较高，而常规义齿无法满足者。

（6）种植区有足够高度及宽度（唇颊、舌腭）的健康骨质。

（7）口腔黏膜健康，种植区有足够宽度的附着龈。

（8）肿瘤或外伤所致单侧或双侧颌骨缺损，需功能性修复者。

（9）耳、鼻、眼 - 眶内软组织及颅面缺损的颌面赝复体固位。

二、种植Ⅰ期手术的护理配合

（一）术前准备

1. 护士准备
服装整洁，仪表端庄（图 5-1-1）。

2. 环境准备
诊室环境整洁、整齐、明亮、有序，操作台面符合无菌操作要求（图 5-1-2）。

3. 复习病历，完善术前检查
（1）完善实验室检查、影像学检查。

（2）复习病历、治疗计划书，评估患者情况；协助患者签署手术知情同意书（图 5-1-3、图 5-1-4）。

（3）如有外科引导模板，术前消毒备用。

4. 用物准备（铺无菌手术台）
（1）持物镊、无菌棉球罐、灯罩（图 5-1-5）。

（2）无菌外科手套、麻醉剂、专用注射针头、缝合用品、一次性手术吸引用

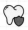

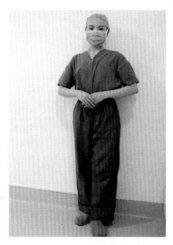

图 5-1-1　护士准备

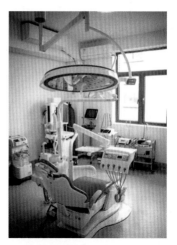

图 5-1-2　环境准备

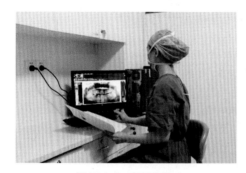

图 5-1-3　复习病历

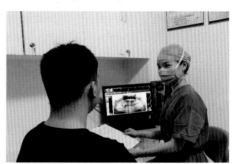

图 5-1-4　评估患者

物、一次性冷却水管、种植机保护套（图 5-1-6）。

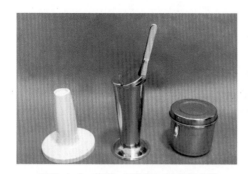

图 5-1-5　灯罩、持物镊、无菌棉球罐

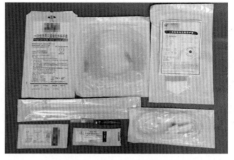

图 5-1-6　一次性无菌物品

（3）无菌手术包　大孔巾 1 块、中单 1 块、手术衣 2 件（图 5-1-7）。

（4）手术常规器械包　口镜、探针、镊子、刀柄、骨膜剥离子、外科刮匙、有齿刮匙、牙周探针、无齿长镊、持针器、血管钳、剪刀、拉钩、巾钳、注射器、治疗杯、弯盘、纱布、棉球（图 5-1-8）。

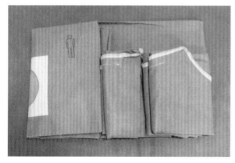

图 5-1-7 无菌手术包

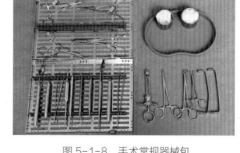

图 5-1-8 手术常规器械包

（5）各类无菌药品和制剂 无菌凡士林或盐酸金霉素眼膏、0.9% 氯化钠注射液、碘伏、75% 酒精（图 5-1-9）。

（6）种植相关用物 种植机及其配件、种植工具盒、相应种植体及配件（图 5-1-10、图 5-1-11）。

5. 患者准备

（1）术前 1 周完成口腔清洁、口内余牙的诊疗。

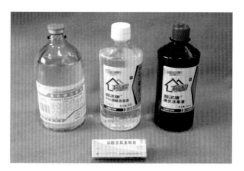

图 5-1-9 各类无菌药品和制剂

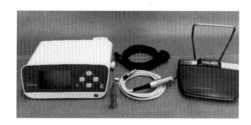

图 5-1-10 种植机

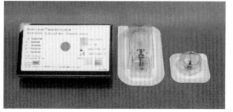

图 5-1-11 种植体及配件

（2）心理护理，做好术前宣教，缓解紧张情绪（图 5-1-12）。

（3）术前遵医嘱常规用药（抗生素、镇痛药）、漱口水含漱。

（4）协助患者戴帽子、鞋套，测量生命体征。

（二）术中配合

（1）洗手 按照外科洗手法洗手。

（2）口内、口外消毒 准备消毒物品（图 5-1-13），遵循由内到外的原则，

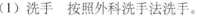

图 5-1-12 术前宣教

口周消毒以唇为中心，上至眶下水平，下至颈前，两侧至耳前（消毒三遍）；口内消毒以下区域：下颌颊唇侧牙弓，舌侧牙弓，上颌颊唇侧牙弓，腭侧牙弓，腭部，舌面，术区（图5-1-14）。

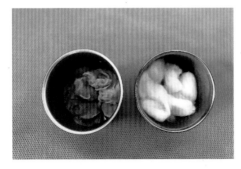

图5-1-13 消毒物品

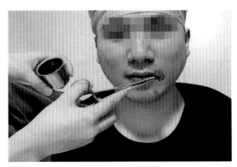

图5-1-14 术区消毒

（3）协助铺巾（图5-1-15、图5-1-16），再次手消毒后，穿手术衣，戴无菌手套。

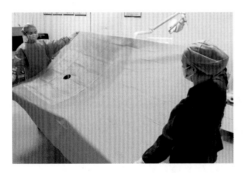

图5-1-15 铺孔巾

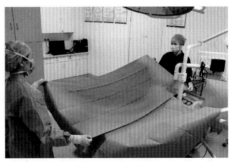

图5-1-16 铺中单

（4）连接吸引器，吸除患者口内分泌物（图5-1-17）。

（5）连接种植机管线及保护套（图5-1-18），预留合适长度，选择减速手机转速比20：1，调节转速800～1200r/min。

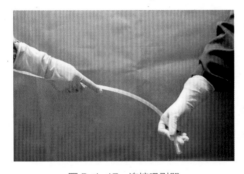

图5-1-17 连接吸引器

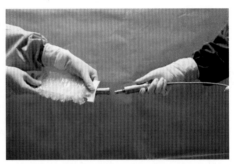

图5-1-18 连接种植机头

（6）安装灯罩（图 5-1-19）。

（7）取无菌凡士林或金霉素眼膏（图 5-1-20）涂抹患者口角，预防牵拉时造成口角损伤。

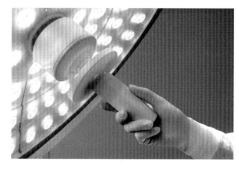

图 5-1-19 安装灯罩

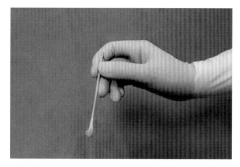

图 5-1-20 取金霉素眼膏

（8）局部麻醉 核对麻醉剂的名称、浓度、剂量、有效期及患者姓名等，无误后将装有麻醉剂的注射器递予医师（图 5-1-21）。

（9）切开 传递手术刀（图 5-1-22）。

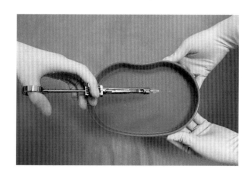

图 5-1-21 传递装有麻醉剂的注射器

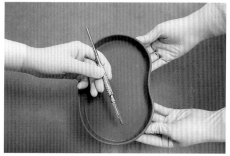

图 5-1-22 传递手术刀

（10）翻瓣、修整骨面 传递骨膜分离器剥离黏骨膜（图 5-1-23），必要时用球钻（图 5-1-24）或咬骨钳修整骨面。

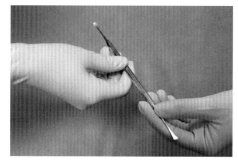

图 5-1-23 传递骨膜分离器

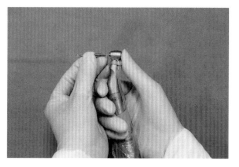

图 5-1-24 安装球钻

（11）逐级备洞　球钻定点，确定种植体的植入点；先锋钻定向，以从小到大直径的先锋裂钻依次钻孔，确定种植体的深度和轴向；测量，使用每根钻针后检测种植体位置、深度、轴向；扩大钻逐级备洞，直到达到植入种植体所需的直径；终末钻成形。按以上的顺序在减速手机上安装钻针传递（图 5-1-25 ～图 5-1-31）。

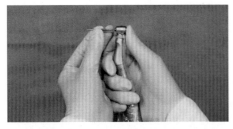

图 5-1-25　安装小球钻

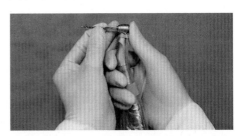

图 5-1-26　安装先锋钻

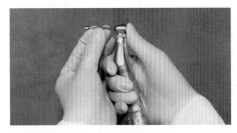

图 5-1-27　安装扩大钻（一）

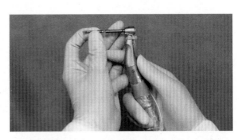

图 5-1-28　安装扩大钻（二）

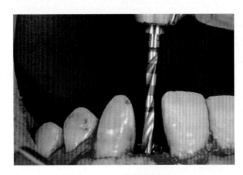

图 5-1-29　先锋钻定向

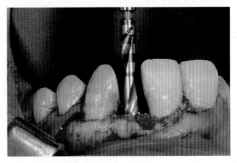

图 5-1-30　扩大钻备洞

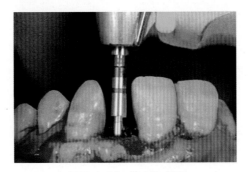

图 5-1-31　终末钻成形

（12）种植体植入　取种植体（图 5-1-32），将种植体安装在种植体输送器上递予医师，机动或手动旋入种植体，注意充分暴露术野，及时吸唾，保持术野清晰。

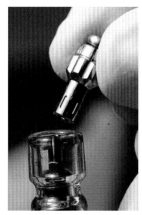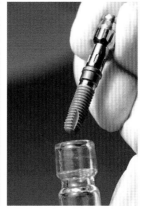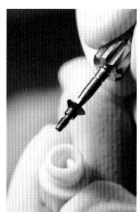

图 5-1-32　取种植体

（13）安装覆盖螺丝或愈合基台　传递连接覆盖螺丝或愈合基台的螺丝刀。

（14）修整牙龈、缝合　传递齿镊（图 5-1-33）、刀片、持针器（图 5-1-34）等用品。

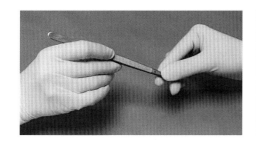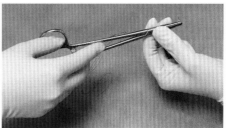

图 5-1-33　传递齿镊　　　　　　图 5-1-34　传递持针器

（15）冲洗伤口，压迫止血　传递冲洗用物，纱布。

（三）术后护理

1. 整理用物

撤手术台上器械及一次性用品→撤中单和孔巾→卸除锐利器械→整理并清点种植工具、器械→清点棉球、纱布→卸灯罩。

2. 终末消毒

遵循由洁到污的原则。取消毒湿巾擦拭→无影灯→手术治疗台→牙椅→痰盂→更换手套擦拭种植仪器设备→归位→更换手套擦拭台面、墙面、柜体、地面→紫外线消毒。

3.患者护理

观察患者生命体征，指导患者进行术后影像学检查。

4.健康宣教

（1）纱卷咬 40min 后吐掉，观察有无出血。

（2）术后 2h 后可进温凉流食或半流食，禁食热、硬及刺激性食物，忌烟酒，忌用术侧咬食物，以免伤口裂开。

（3）术后 24h 内不要刷牙、漱口，不可吐口水，不吸吮创口，不能做剧烈运动或重体力劳动。

（4）术后 24h 内有少量出血，可自行停止；若出血不止，应及时就诊。

（5）术后 48h 内可冰袋局部冰敷，48h 后可行热敷。

（6）注意保护伤口，睡眠时避免术侧受压。

（7）原义齿须在术者指导下使用；愈合基台如若松动，应及时就诊重新紧固。

（8）术后遵医嘱用药。

（9）注意保持口腔卫生，7 ～ 10 天后拆线，不适随诊。

（10）建议术后 3 ～ 6 个月行上部冠修复。

三、风险防控

（1）在备洞的过程中，需要在减速手机上依次安装各种钻针时，应再次复述口头确认，并查对安装好的钻针是否就位，以防操作时钻针从机头脱落飞出。

（2）使用种植体时应口头复述再次确认规格型号、有效期方可传递。传递种植体时只可碰触种植体非钛金属的持握部分，或用专用的夹持工具予术者直接将种植体送入备好的窝洞中，避免手套、牙齿、唾液等触及种植体表面。

（3）种植专业的钻针和扳手等器械体积小而精细，边缘锋利易于损坏，使用时注意轻拿轻放，使用后置于手术台上专门的非金属容器中，以免丢失。

（4）用丝线将螺丝刀等小器械末端拴好，以防误吞。

（5）手术过程连续监测患者生命体征，发现异常及时报告处理。

（6）根据术者要求及时调节种植机的转速、减速比、扭矩、旋转方向等。

（7）备洞过程中钻头高速运转，为防止洞壁表面骨细胞因过度产热坏死，配合中应使用 2 ～ 4℃ 0.9% 氯化钠注射液持续冷却钻头，保证局部温度低于 42℃。

第二节 · 引导骨再生术

引导骨再生是在骨缺损区植入自体骨或骨替代品，利用屏障膜维持空间并阻挡增殖较快的上皮细胞和成纤维细胞长入，保证增殖速度较慢的成骨细胞优势增长而形成骨。引导骨再生术可以和种植体植入同期进行，也可以单独手术，延期植入种植体。

一、引导骨再生的适应证

（1）拔牙后牙槽嵴保存。

（2）种植术前牙槽骨局部骨缺损或骨量不足。

（3）种植术中种植体周围骨缺损（种植体颈部裂开性骨缺损、即刻种植体颈部周围骨缺损、种植体根尖部穿孔性骨缺损等）。

（4）种植体周围炎引起的种植体颈部骨缺损。

二、引导骨再生术的护理配合

本节以引导骨再生术同期种植为例。

（一）术前准备

1.护士准备

服装整洁，仪表端庄。

2.环境准备

诊室环境整洁、整齐、明亮、有序，操作台面符合无菌操作要求。

3.复习病历，完善术前检查

（1）完善实验室检查、影像学检查。

（2）复习病历、治疗方案，评估患者情况，协助患者签署手术知情同意书。

（3）如有外科引导模板，术前消毒备用。

4.用物准备（铺无菌手术台）

（1）持物镊、无菌棉球罐、灯罩。

（2）无菌外科手套、麻醉剂、专用注射针头、缝合用品、一次性手术吸引用物、一次性冷却水管、种植手机保护套、5mL 注射器（图 5-2-1）。

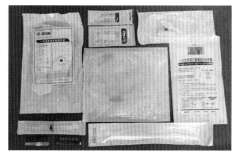

图 5-2-1 一次性无菌物品

（3）无菌手术包 大孔巾 1 块、中单 1 块、手术衣 2 件。

（4）手术常规器械包 口镜、探针、镊子、刀柄、骨膜剥离子、外科刮匙、有齿刮匙、牙周探针、无齿长镊、持针器、血管钳、剪刀、拉钩、巾钳、注射器、治疗杯、弯盘、纱布、棉球。

（5）各类无菌药品和制剂　无菌凡士林或金霉素眼膏、0.9%氯化钠注射液、碘伏、75%酒精。

（6）植骨工具　膜钉、骨锤、滋养孔钻、去软组织钻（图5-2-2）。

（7）植骨材料　生物屏障膜、骨替代品（图5-2-3）。

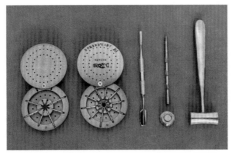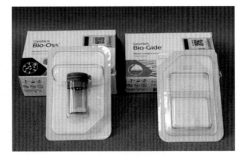

图 5-2-2　植骨工具　　　　　　　　图 5-2-3　植骨材料

（8）种植体同期植入患者按常规种植体植入术准备种植工具盒、相应种植体及配件。

5. 患者准备

（1）术前1周完成口腔清洁、口内余牙的诊疗。

（2）心理护理，做好术前宣教，缓解紧张情绪。

（3）术前遵医嘱常规用药（镇痛药），漱口液漱口。

（4）引导患者进入手术室，协助其戴一次性帽子、鞋套，测量生命体征。

（二）术中配合

（1）洗手　按照外科洗手法洗手。

（2）口内、口外消毒　传递消毒物品。

（3）协助铺巾，再次手消毒后，穿手术衣，戴无菌手套。

（4）连接吸引器，吸除患者口内分泌物。

（5）连接种植机管线及保护套（预留合适长度），调节种植机转速。

（6）安装灯罩。

（7）无菌凡士林或金霉素眼膏涂抹患者口角，预防牵拉时造成口角损伤。

（8）局部麻醉　核对麻醉剂的名称、浓度、剂量、有效期及患者姓名等，无误后将装有麻醉剂的注射器递予医师。

（9）切开　传递手术刀。

（10）翻瓣、修整骨面　传递骨膜分离器剥离黏骨膜（图5-1-24），必要时球钻或咬骨钳（图5-2-4）修整骨面。

（11）逐级备洞 球钻定点，确定种植体的植入点；先锋钻定向，以从小到大直径的先锋裂钻依次钻孔，确定种植体的深度和轴向；测量，使用每根钻针后检测种植体位置、深度、轴向；扩大钻逐级备洞，直到达到植入种植体所需的直径；终末钻成形。按以上的顺序在减速手机上安装钻针传递。

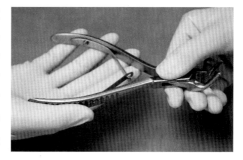

图 5-2-4 传递咬骨钳

（12）种植体植入 种植窝冲洗干净，将种植体连接在种植体输送器上递予医师，机动或手动旋入种植体，注意充分暴露术野，及时吸唾，保持术野清晰。

（13）安装覆盖螺丝或愈合基台 传递连接覆盖螺丝或愈合基台的螺丝刀。

（14）制备受植骨床 传递安装好去软组织钻（图 5-2-5）的减速手机，彻底清除植骨床表面软组织；安装滋养孔钻（图 5-2-6）并递予医师，在受植骨床打孔（图 5-2-7）至见血液渗出止。

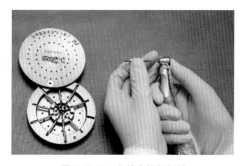

图 5-2-5 安装去软组织钻

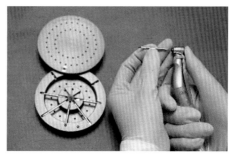

图 5-2-6 安装滋养孔钻

（15）收集骨屑 传递骨膜分离器与治疗杯，将钻头及创面骨屑收集于治疗杯中。

（16）植入植骨材料 将骨替代品加入装有骨屑的治疗杯（图 5-2-8）递予医

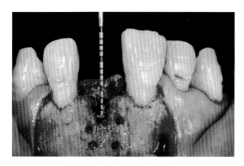

图 5-2-7 植骨床打孔

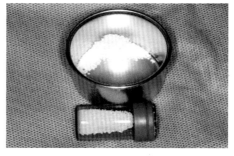

图 5-2-8 骨屑

师，利用注射器在术区取新鲜血液（图 5-2-9）加生理盐水混合均匀，平铺于植骨床表面（图 5-2-10）直到需要的厚度。

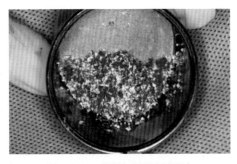

图 5-2-9 骨粉与新鲜血液混合

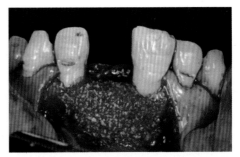

图 5-2-10 平铺于植骨床表面

（17）覆盖生物屏障膜 选择合适的生物屏障膜（图 5-2-11）和剪刀传递给医师，修剪后将其完全覆盖植骨区，必要时传递膜钉和骨锤固定生物屏障膜（图 5-2-12）。

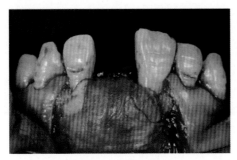

图 5-2-11 生物屏障膜覆盖

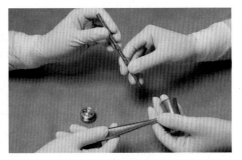

图 5-2-12 传递膜钉和骨锤

（18）骨膜减张严密缝合伤口 传递齿镊、刀片，缝合用品。
（19）冲洗伤口，压迫止血 传递冲洗用物，纱布。

（三）术后护理

1. 整理用物
撤手术台上器械及一次性用品→撤中单和孔巾→卸除锐利器械→整理并清点种植工具、器械→清点棉球、纱布→卸灯罩。

2. 终末消毒
遵循由洁到污的原则。取消毒湿巾擦拭→无影灯→手术治疗台→牙椅→痰盂→更换手套擦拭种植仪器设备→归位→更换手套擦拭台面、墙面、柜体、地面→紫外线消毒。

3. 患者护理
观察患者生命体征，指导患者进行术后影像学检查。

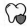

4. 健康宣教

（1）纱卷咬 40min 后吐掉，观察有无出血。

（2）术后 2h 后可进温凉流质食物或半流质食物，禁食热、硬及刺激性食物，忌烟酒，忌用术侧咬食物，以免伤口裂开。

（3）术后 24h 内不要刷牙、漱口，不可吐口水，不吸吮创口，不能做剧烈运动或重体力劳动。

（4）术后 24h 内会有少量出血，可自行停止；若出血不止，应及时就诊。

（5）术后 48h 内可冰袋局部冰敷，48h 后可行热敷。

（6）注意保护伤口，睡眠时避免术侧受压。

（7）原义齿须在术者指导下使用。

（8）术后遵医嘱用药。

（9）注意保持口腔卫生，10 ～ 14 天后拆线，若有不适应随诊。

（10）建议术后 6 ～ 12 个月行上部冠修复。

三、风险防控

（1）植骨材料有不同规格，应遵医嘱取用。使用时须与医师核对品名、规格及有效期。一旦打开植骨材料，未用完或污染都应废弃，不能再次使用。

（2）植入植骨材料后，吸引管要远离植骨区，避免将植骨材料吸走。

第三节 · 上颌窦底提升术

上颌窦底提升是将上颌窦底黏骨膜自窦底及周围骨壁分离，形成一个隔离的空间，植入骨增量材料以增加窦底骨高度，同期或分阶段植入种植体。包括侧壁开窗上颌窦提升和穿牙槽嵴上颌窦底冲顶提升两种外科程序。前者是在上颌窦侧壁开窗，完好剥离并抬高窦底黏膜，植入自体骨和（或）骨替代品，增加上颌窦区牙槽嵴的高度。后者是采用上颌窦底提升骨凿，在初步制备种植窝的基础上，经牙槽嵴顶敲击冲起上颌窦骨壁，充填植骨材料并抬高上颌窦底黏膜。

一、上颌窦底提升术的适应证

（1）牙槽突剩余高度≤ 6mm；若剩余骨高度≤ 3mm 先行上颌窦底植骨术，Ⅱ期植入种植体；剩余骨高度≥ 3mm 可同期行上颌窦底植骨和种植体植入术。

（2）牙槽突宽度正常。

（3）无上颌窦疾病。

（4）上颌窦区域没有解剖结构异常。

二、上颌窦底提升术的护理配合

（一）术前准备

1. 护士准备

服装端庄，仪表整洁。

2. 环境准备

诊室环境整洁、整齐、明亮、有序，操作台面整洁。

3. 复习病历，完善术前检查

（1）完善实验室检查、影像学检查。

（2）复习病历、治疗方案，评估患者情况，协助患者签署手术知情同意书。

4. 用物准备（铺无菌手术台）

（1）持物镊、无菌棉球罐、灯罩。

（2）无菌外科手套、麻醉剂、专用注射针头、缝合用品、一次性手术吸引用物、一次性冷却水管、种植手机保护套、5mL 注射器。

（3）无菌手术包　大孔巾 1 块、中单 1 块、手术衣 2 件。

（4）手术常规器械包　口镜、探针、镊子、刀柄、骨膜剥离子、外科刮匙、有齿刮匙、牙周探针、无齿长镊、持针器、血管钳、剪刀、拉钩、巾钳、注射器、治疗杯、弯盘、纱布、棉球。

（5）各类无菌药品和制剂　无菌凡士林或金霉素眼膏、0.9% 氯化钠注射液、碘伏、75% 酒精。

（6）种植相关用物（同期种植者）　种植机及其配件、种植工具盒、相应种植体及配件。

（7）植骨材料　生物屏障膜、骨替代品（图 5-3-1）。

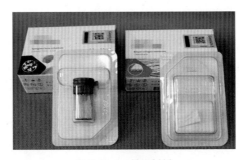

图 5-3-1　植骨材料

（8）牙槽嵴顶入路内提升用物　上颌窦底冲顶器械（图 5-3-2）、上颌窦底提升骨凿、骨锤（图 5-3-3）。

（9）外侧壁入路外提升用物　直手机、球钻、上颌窦黏膜剥离器械、上颌窦开窗工具、超声骨刀及配套器械（图 5-3-4 ～图 5-3-8）。

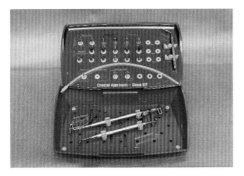

图 5-3-2 上颌窦底冲顶器械

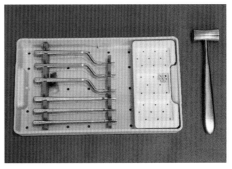

图 5-3-3 上颌窦底提升骨凿和骨锤

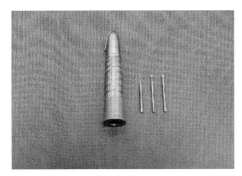

图 5-3-4 直手机和球钻

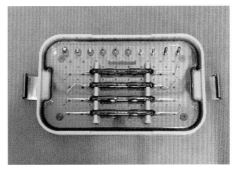

图 5-3-5 上颌窦黏膜剥离器械

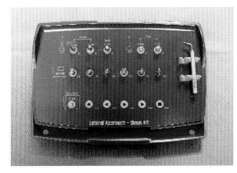

图 5-3-6 上颌窦开窗工具

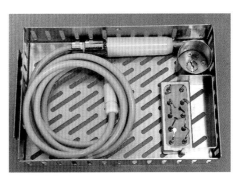

图 5-3-7 超声骨刀手柄和刀头

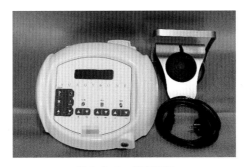

图 5-3-8 超声骨刀

5.患者准备

（1）心理护理，缓解紧张情绪。

（2）术前遵医嘱常规用药，漱口液漱口。

（3）协助患者戴帽子、鞋套、测量生命体征。

（二）术中配合

1.外侧壁入路上颌窦提升植骨术

（1）按照外科洗手法洗手。

（2）口内、口外消毒　传递消毒物品。

（3）协助铺巾，再次手消毒后，穿手术衣，戴无菌手套。

（4）连接吸引器协助吸引患者口内分泌物。

（5）连接种植机和超声骨刀（图5-3-9），预留管线合适长度，调节仪器参数。

（6）安装灯罩。

（7）无菌凡士林或金霉素眼膏涂抹患者口角，预防牵拉时造成口角损伤。

（8）局部麻醉　核对麻醉剂的名称、浓度、剂量、有效期及患者姓名等，无误后将装有麻醉剂的注射器递予医师。

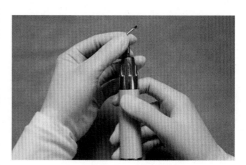

图 5-3-9　安装超声骨刀刀头

（9）切开黏膜　传递手术刀。

（10）翻瓣，暴露上颌窦外侧壁　传递骨膜分离器。

（11）上颌窦外侧壁开窗　确定开窗位置后，传递安装好球钻的减速手机，先用球钻在骨壁磨出倒梯形开窗边缘，进一步以球钻磨除边缘的骨壁接近上颌窦黏膜时，安装金刚砂钻头（图5-3-10、图5-3-11）传递金刚砂钻头磨除剩余骨壁，暴露上颌窦黏膜时，传递超声骨刀安全去骨，并将钻头及创面骨屑收集于治疗杯备用。

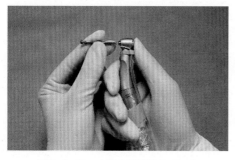

图 5-3-10　安装金刚砂钻头（一）

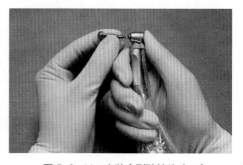

图 5-3-11　安装金刚砂钻头（二）

（12）抬起上颌窦底黏膜　按角度由小到大的顺序依次递上上颌窦黏膜剥离器（图 5-3-12、图 5-3-13），完整剥离上颌窦黏膜（图 5-3-14），向窦内上方抬起（图 5-3-15）。

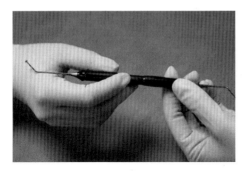

图 5-3-12　上颌窦黏膜剥离器（一）

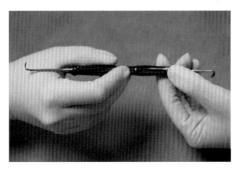

图 5-3-13　上颌窦黏膜剥离器（二）

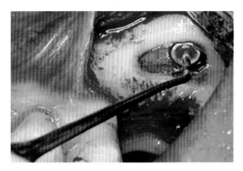

图 5-3-14　剥离上颌窦黏膜（一）

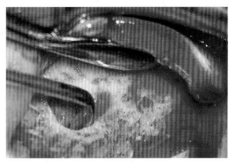

图 5-3-15　剥离上颌窦黏膜（二）

（13）测量提升高度　传递牙周探针（图 5-3-16）。

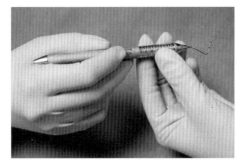

图 5-3-16　传递牙周探针

（14）检查上颌窦黏膜的完整性　鼻腔鼓气试验（图 5-3-17、图 5-3-18），检查黏膜完整性。

（15）种植体同期植入的按常规方法制备种植窝，种植体不能同期植入的直接进入下一步。

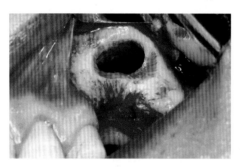

图 5-3-17　鼻腔鼓气试验（吸气）

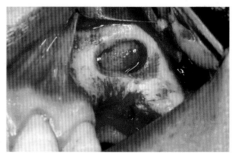

图 5-3-18　鼻腔鼓气试验（鼓气）

（16）上颌窦底填入植骨材料　将骨替代品加入装有骨屑的治疗杯递予医师，利用注射器在术区取新鲜血液加生理盐水混合均匀（图 5-3-19），填入抬起的上颌窦区黏膜下（图 5-3-20）。

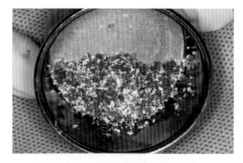

图 5-3-19　骨屑与新鲜血液混合

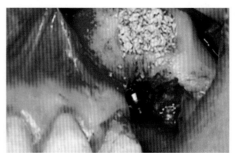

图 5-3-20　抬起填入

（17）植入种植体（同期种植法）。

（18）覆盖生物屏障膜　选择合适的生物屏障膜（图 5-3-21）和剪刀传递给医师，修剪后将其完全覆盖植骨区（图 5-3-22）。

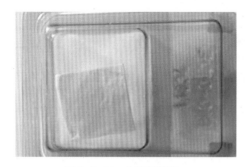

图 5-3-21　生物屏障膜

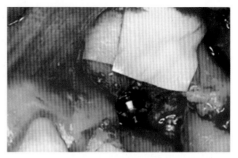

图 5-3-22　覆盖植骨区

（19）关闭伤口　软组织减张，严密缝合，传递缝合用品，缝合伤口（图 5-3-23）。

（20）伤口压迫止血　生理盐水清洁口腔，口内咬无菌纱布止血，口外对应位置加压胶布固定。

2. 牙槽嵴入路上颌窦提升植骨术

（1）按照外科洗手法洗手。

（2）口内、口外消毒　传递消毒物品。

（3）协助铺巾，再次手消毒后，穿手术衣，戴无菌手套。

（4）连接吸引器，吸除患者口内分泌物。

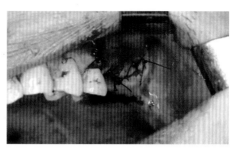

图 5-3-23　缝合伤口

（5）连接种植机管线及保护套（预留合适长度），调节种植机转速。

（6）安装灯罩。

（7）无菌凡士林或金霉素眼膏涂抹患者口角，预防牵拉时造成口角损伤。

（8）局部麻醉　核对麻醉剂的名称、浓度、剂量、有效期及患者姓名等，无误后将装有麻醉剂的注射器递予医师。

（9）切开　传递手术刀。

（10）翻瓣、修整骨面　传递骨膜分离器剥离骨膜，必要时球钻或咬骨钳修整骨面。

（11）逐级备洞按照球钻定点，先锋钻定向，扩大钻级逐级备洞、终末钻成形的顺序在减速手机上安装钻针传递。

（12）冲顶上颌窦底骨壁　按照角度由小到大的顺序依次传递上颌窦提升骨凿和骨锤，做好患者的保护（图 5-3-24、图 5-3-25）。

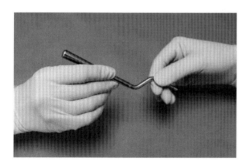

图 5-3-24　传递上颌窦提升骨凿

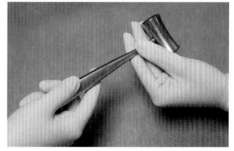

图 5-3-25　传递骨锤

（13）测量提升高度　传递牙周探针。

（14）检查上颌窦黏膜的完整性　鼻腔鼓气试验。

（15）种植体植入　将种植体连接在种植体输送器上递予医师，机动或手动旋入种植体，及时吸唾保持术野清晰。

（16）安装覆盖螺丝或愈合基台　传递连接覆盖螺丝或愈合基台的螺丝刀。

（17）修整牙龈、缝合　传递齿镊、刀片、剪刀、缝合用品。

（18）冲洗伤口、压迫止血　传递冲洗用物、纱布。

（三）术后护理

1. 整理用物

撤手术台上器械及一次性用品→撤中单和孔巾→卸除锐利器械→整理并清点种植工具、器械→清点棉球、纱布→卸灯罩。

2. 终末消毒

遵循由洁到污的原则。取消毒湿巾擦拭→无影灯→手术治疗台→牙椅→痰盂→更换手套擦拭种植仪器设备→归位→更换手套擦拭台面、墙面、柜体、地面→紫外线消毒。

3. 患者护理

观察患者生命体征，指导患者进行术后影像学检查。

4. 健康宣教

（1）纱卷咬 40min 后吐掉，观察有无出血。

（2）术后 2h 后可进温凉流质或半流质食物，禁食热、硬及刺激性食物，忌烟酒，忌用术侧咬食物，以免伤口裂开。

（3）术后 24h 内不要刷牙漱口，不可吐口水，不吸吮创口；不能游泳、蒸桑拿，尽量不乘飞机；禁止擤鼻，控制打喷嚏和剧烈咳嗽等动作。

（4）术后 24h 内会有少量出血，可自行停止；若出血不止，应及时就诊。

（5）术后 48h 内可冰袋局部冰敷，48h 后可行热敷。

（6）注意保护伤口，睡眠时避免术侧受压。

（7）原义齿须在术者指导下使用。

（8）术后遵医嘱用药。

（9）注意保持口腔卫生，10 ～ 14 天后拆线，若有不适应随诊。

（10）建议术后 6 ～ 12 个月行上部冠修复。

三、风险防控

（1）上颌窦底提升术操作不当可造成上颌窦黏膜损伤，在侧壁开窗及剥离上颌窦黏膜时，嘱患者勿动，以免影响操作。

（2）上颌窦区血供丰富，术中出血较多时，须及时提供血管钳、纱布止血，及时吸除血液，保持术区清晰。

（3）侧壁开窗时，钻头及超声刀头须持续使用 2 ～ 4℃ 0.9% 氯化钠注射液冷却，以防术区温度过高造成损伤。

（4）使用超声骨刀时，安装刀头应用配套扳手拧紧，以免工作时出现摆动或脱落。

（5）在经牙槽突上颌窦底冲顶提升法中，使用骨锤敲击前，须告知患者头部有轻微震动，不要惊慌并做好配合，予头部制动。

（6）术中做好生命体征的观察和监测，如有异常及时告知医师并配合处置。

（7）骨替代用品及生物屏障膜使用时须与医师核对品名、规格及有效期。未用完及污染的材料应废弃。

（8）术中过度牵拉口角可能会造成水肿及局部破损，故牵拉动作应轻柔，避免损伤。建议术前为患者口角涂抹金霉素眼药膏。

第四节 · 外置式植骨术

外置式植骨技术是将骨增量材料或自体骨（通常为块状）移植于受植床的外表面，螺钉固定，增加骨高度或宽度的手术方法。它适用于牙槽嵴重度不足，种植体植入区骨厚度 ≤ 3mm 的患者。

一、外置式植骨技术的适应证

Branemark 根据种植体的结构以及牙种植体植入骨内骨结合的基本理论及临床经验提出，种植区域牙槽嵴的高度应大于 10mm，厚度应大于 5mm，否则不适宜做种植。外置法植骨技术则适用于牙槽嵴萎缩，残余骨量达不到以上要求的种植前治疗，不但适用于缺牙区域宽度不足的唇颊侧植骨，也适用于垂直高度不足时的植骨。

二、外置式植骨技术的护理配合

（一）术前准备

1. 护士准备
服装整洁，仪表端庄。

2. 环境准备
诊室环境整洁、整齐、明亮、有序，操作台面符合无菌操作要求。

3. 复习病历，完善术前检查
（1）完善实验室检查、影像学检查。

（2）复习病历、治疗计划书；评估患者情况；协助患者签署手术知情同意书。

4. 用物准备（铺无菌手术台）
（1）持物镊、无菌棉球罐、灯罩。

（2）无菌外科手套、麻醉剂、专用注射针头、缝合用品、一次性手术吸引用物、一次性冷却水管、种植手机保护套、5mL 注射器。

（3）无菌手术包　大孔巾 1 块、中单 1 块、手术衣 2 件。

（4）手术常规器械包　口镜、探针、镊子、刀柄、骨膜剥离子、外科刮匙、有齿刮匙、牙周探针、无齿长镊、持针器、血管钳、剪刀、拉钩、巾钳、注射器、治疗杯、弯盘、纱布、棉球。

（5）各类无菌药品和制剂　无菌凡士林或金霉素眼膏、0.9%氯化钠注射液、碘伏、75%酒精、明胶海绵（图5-4-1）。

（6）取骨工具　环形取骨钻、骨凿、骨锤、咬骨钳、骨勺、骨充填器、测量尺、直机、裂钻（图5-4-2）。

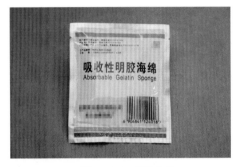

图5-4-1　明胶海绵

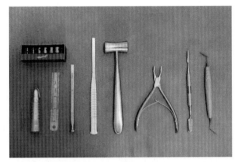

图5-4-2　取骨工具

（7）超声骨刀　主机、超声骨刀手柄、刀头套装盒。

（8）种植机及其配件、直手机。

（9）植骨材料　生物屏障膜、骨替代品。

（10）骨固定工具　钛接骨钉、钛钉固定螺丝刀轴、螺丝刀手柄、配套植骨钻头（图5-4-3）。

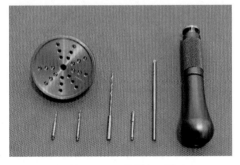

图5-4-3　骨固定工具

5. 患者准备

（1）术前1周完成口腔清洁、口内余牙的诊疗。

（2）心理护理，做好术前宣教，缓解紧张情绪。

（3）术前遵医嘱常规用药（抗生素、镇痛药）、漱口水含漱。

（4）协助患者戴帽子、鞋套，测量生命体征。

（二）术中配合

1. 助手准备

（1）按照外科洗手法洗手。

（2）口内、口外消毒　传递消毒物品。

（3）协助铺巾，再次手消毒后，穿手术衣，戴无菌手套。

（4）连接吸引器，吸除患者口内分泌物。

（5）连接种植机和超声骨刀，预留管线长度合适，调节仪器参数。

（6）安装灯罩。

（7）无菌凡士林或金霉素眼膏涂抹患者口角，预防牵拉时造成口角损伤。

2. 植骨区准备

（1）局部麻醉　核对麻醉剂的名称、浓度、剂量、有效期及患者姓名等，无误后将装有麻醉剂的注射器递予医师。

（2）切开受植区黏膜　传递手术刀。

（3）受植区黏膜、翻瓣固定，暴露骨面　传递骨膜分离器剥离黏骨膜（图 5-4-4、图 5-4-5）。

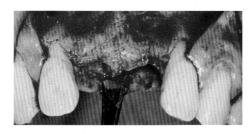
图 5-4-4　受植区黏膜翻瓣（一）

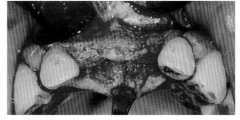
图 5-4-5　受植区黏膜翻瓣（二）

（4）测量所需植骨块的大小　传递牙周探针或测量尺。

（5）修整骨面　传递连接球钻的直机，咬骨钳。

（6）压迫止血　传递湿纱布。

3. 取骨

（1）局部麻醉　传递装有麻醉剂的注射器。

（2）供骨区切开、翻瓣　传递手术刀、骨膜分离器。

（3）取骨　传递安装裂钻的直手机（图 5-4-6），在取骨区骨面沿所需骨块的轮廓打孔并将孔连接，传递骨凿（图 5-4-7）、骨锤等取骨（也可根据情况使用取骨环钻或超声骨刀取骨）（图 5-4-8），将取下的骨块（图 5-4-9）放在治疗杯内备用。

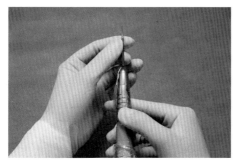
图 5-4-6　安装裂钻

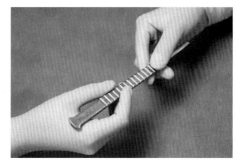
图 5-4-7　传递骨凿

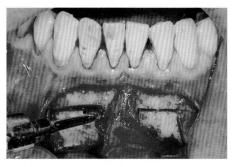

图 5-4-8　取骨区取骨

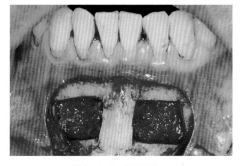

图 5-4-9　取骨后

（4）压迫止血图　无齿长镊夹取明胶海绵递予医师填塞伤口，湿纱布压迫止血（图 5-4-10）。

（5）修整骨块　传递咬骨钳，安装好球钻的直手机。传递治疗杯收集碎骨屑。

4. 植骨

（1）骨块钻孔　传递安装植骨钻的种植手机（图 5-4-11），传递植骨钉（图 5-4-12）在植骨区及骨块相应位置打孔。

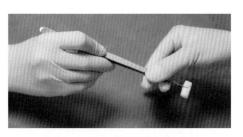

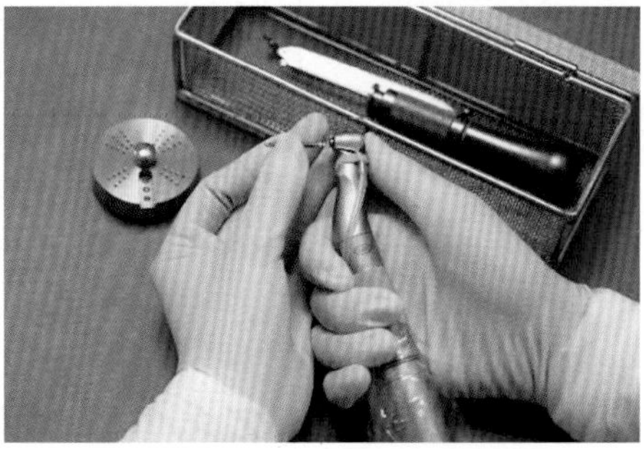

图 5-4-10　夹取明胶海绵传递

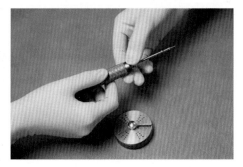

图 5-4-11　安装植骨钻

图 5-4-12　传递植骨钉

（2）固定骨块　传递钛钉将骨块固定于受植区表面（图 5-4-13、图 5-4-14）。

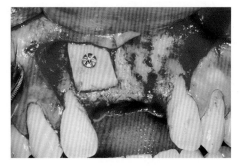

图 5-4-13　植骨钉固定骨块（一）

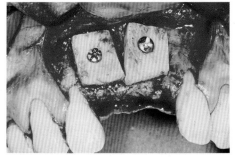

图 5-4-14　植骨钉固定骨块（二）

（3）引导骨再生技术　将骨替代品加入装有骨屑的治疗杯递予医师，利用注射器在术区取新鲜血液加生理盐水混合均匀，传递骨勺和骨充填器（图5-4-15、图5-4-16），将骨屑植入骨块周围（图5-4-17）。

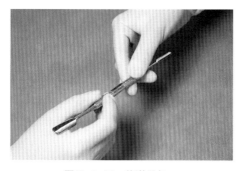

图5-4-15　传递骨勺

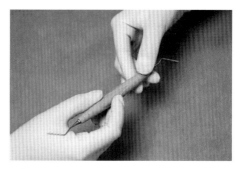

图5-4-16　传递骨充填器

（4）覆盖生物屏障膜　选择合适的生物屏障膜和剪刀传递给医师，修剪后将其完全覆盖植骨区（图5-4-18），必要时传递膜钉固定生物屏障膜。

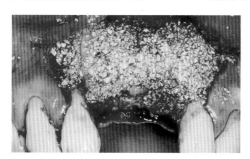

图5-4-17　植骨区植骨

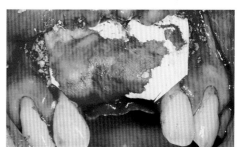

图5-4-18　生物屏障膜覆盖

（5）关闭伤口软组织减张，严密缝合（植骨区）　传递齿镊、刀片，缝合用品。

5. 缝合（供骨区）

传递齿镊，缝合用品。

6. 冲洗伤口，压迫止血

传递冲洗用物，纱布。

（三）术后护理

1. 整理用物

撤手术台上器械及一次性用品→撤中单和孔巾→卸除锐利器械→整理并清点种植工具、器械→清点棉球、纱布→卸灯罩。

2. 终末消毒

遵循由洁到污的原则。取消毒湿巾擦拭→无影灯→手术治疗台→牙椅→痰盂→

更换手套擦拭种植仪器设备→归位→更换手套擦拭台面、墙面、柜体、地面→紫外线消毒。

3. 患者护理

观察患者生命体征，指导患者进行术后影像学检查。

4. 健康宣教

（1）纱卷咬 40min 后吐掉，观察有无出血。

（2）术后 2h 后可进温凉流质或半流质食物，禁食热、硬及刺激性食物，忌烟酒，忌用术侧咬食物，以免伤口裂开。

（3）术后 24h 内不要刷牙漱口，不可吐口水，不吸吮创口，不能做剧烈运动或重体力劳动。

（4）术后 24h 内会有少量出血，可自行停止；若出血不止，应及时就诊。

（5）术后 48h 内可冰袋局部冰敷，48h 后可行热敷。

（6）注意保护伤口，睡眠时避免术侧受压。

（7）原义齿须在术者指导下使用。

（8）术后遵医嘱给予抗感染和地塞米松治疗，给药方法以静脉滴注为佳。口服镇痛药减轻疼痛。

（9）注意保持口腔卫生，10～14 天后拆线，若有不适应随诊。

（10）建议术后 6～12 个月行上部冠修复。

三、风险防控

（1）外置式植骨手术创伤大，时间长，术前需做好患者的心理护理，保证手术顺利进行。

（2）环钻或超声骨刀取骨时，须持续用 2～4℃ 0.9% 氯化钠注射液冷却，以防术区温度过高造成损伤。

（3）植骨块取出后放入生理盐水的治疗杯中注意无菌操作，避免污染。

（4）术中严密监测患者的生命体征。

第五节·种植Ⅱ期手术（切开法）

种植体植入 3～6 个月后，通过种植Ⅱ期手术，暴露种植体，连接愈合基台，使种植体周围牙龈成型。

一、种植Ⅱ期手术的适应证

Ⅰ期潜入式种植 3～6 个月进行种植Ⅱ期手术。

二、种植Ⅱ期手术的护理配合

（一）术前准备

1. 资料准备

（1）复习病历及治疗计划书，了解种植系统、型号、数目、牙位等情况。

（2）影像学检查　拍摄X线片或口腔颌面锥形束CT（CBCT），确定种植体的位置及周围骨结合情况（图5-5-1、图5-5-2）。

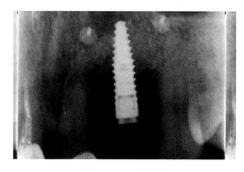

图5-5-1　X线片

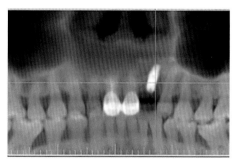

图5-5-2　CBCT

2. 用物准备

（1）持物钳、孔巾、一次性使用吸引管、无菌手套等。

（2）局麻用物　注射器、麻醉剂、一次性针头。

（3）手术常规用物　口镜、探针、镊子、刀柄、骨膜剥离子、拉钩、持针器、血管钳、剪刀、小药杯、缝线、刀片、干棉球、碘伏棉球、纱布（低速直牙科手机、球钻），根据需要备特殊去骨器械等（图5-5-3、图5-5-4）。

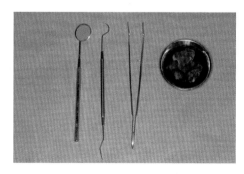

图5-5-3　手术常规用物（一）

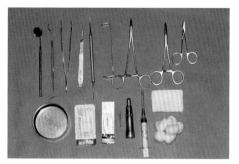

图5-5-4　手术常规用物（二）

（4）种植相关用物　相应种植系统的螺丝刀、愈合基台，必要的时候准备扳手（图5-5-5）。

（5）相关药品　金霉素眼膏、无菌生理盐水等。

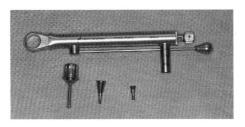

图 5-5-5　种植相关用物

3. 患者准备

（1）核对患者信息，向患者讲解手术的主要过程及注意事项，取得配合；嘱患者如有任何不适，请举左手示意；因为口腔器械比较细小，嘱患者若感觉有异物掉入口内，不要做吞咽动作。

（2）做好预防感染措施，术前遵医嘱用漱口水漱口。

（3）测量生命体征，调整椅位，协助患者取舒适位，防止体位过于后仰，预防误吞误吸。

（二）手术流程及护理配合

1. 消毒、铺巾

递盛有消毒棉球的弯盘及组织镊予医师进行消毒（图 5-5-6）。递孔巾，铺巾（图 5-5-7），连接吸引器。用金霉素眼膏润滑口角，防止口镜牵拉造成患者痛苦。

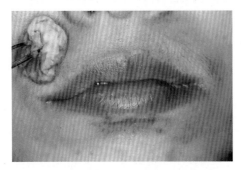

图 5-5-6　消毒

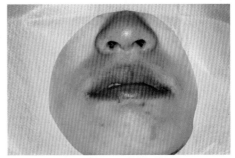

图 5-5-7　铺巾

2. 局部麻醉

遵医嘱准备麻醉剂及合适的针头，检查注射器各关节是否连接紧密，核对麻醉剂及患者信息，无误后将麻醉剂安装予注射器上递予医师进行局部麻醉（图 5-5-8）。

3. 切开

安装手术刀片，传递手术刀，协助医师术区切开（图 5-5-9），术中及时吸净术区血液，保证手术视野清晰。

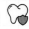

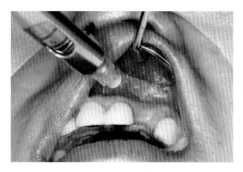

图 5-5-8 局部麻醉

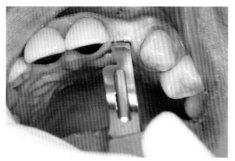

图 5-5-9 术区切开

4. 剥离、翻瓣

传递骨膜剥离子（图 5-5-10），协助剥离牙龈（图 5-5-11），分离牵拉黏膜。

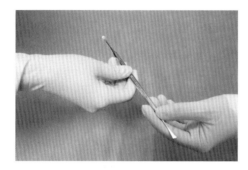

图 5-5-10 传递骨膜剥离子

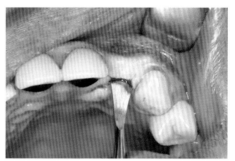

图 5-5-11 剥离牙龈

5. 去骨

安装球钻于低速直牙科手机上并递予医师（图 5-5-12），必要时准备骨凿，去除覆盖在封闭螺丝上方的多余骨质（图 5-5-13）；协助使用生理盐水冲洗，及时用吸引管吸净多余骨质。

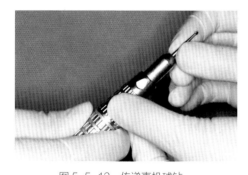

图 5-5-12 传递直机球钻

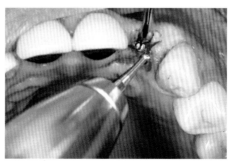

图 5-5-13 去除多余骨质

6. 更换愈合基台

传递螺丝刀（图 5-5-14），取下封闭螺丝（图 5-5-15）；将愈合基台固定于螺丝刀上并递予医师进行固定（图 5-5-16），愈合基台固位完成（图 5-5-17）。

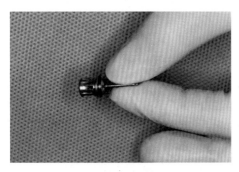

图 5-5-14　传递螺丝刀

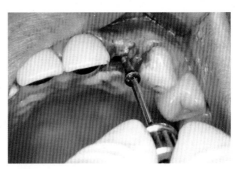

图 5-5-15　取下封闭螺丝

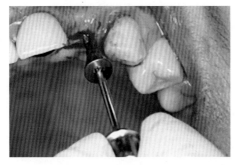

图 5-5-16　固定愈合基台

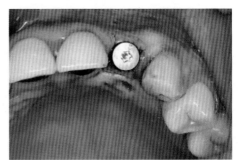

图 5-5-17　愈合基台固位完成

7. 修整牙龈、缝合

传递血管钳、手术刀进行修整牙龈；传递缝线，血管钳递予医师进行缝合伤口（图 5-5-18），协助剪线。

8. 冲洗伤口，压迫止血

传递冲洗针筒，进行伤口冲洗。递纱布，嘱患者咬紧纱布。

（三）术后护理

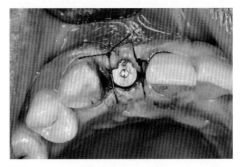

图 5-5-18　缝合

1. 整理用物

分类处理治疗后的用物。整理顺序：撤孔巾→防污膜→牙科手机（冲洗手机管道 30s）→弃吸唾管、口杯→冲洗痰盂、牙椅排水管道→治疗盘及器械（可重复使用器械椅旁清洁、分类放置）。

2. 清洁消毒

遵循由洁到污的原则。清洁消毒顺序：取消毒湿巾→工作手柄接头→手接触点→牙椅污染处→排水管道接头→痰盂外周→弃手套。

3. 健康宣教

（1）嘱患者 30min 后吐掉口内所咬的纱布。告知患者术后 24h 有少量渗血，属于正常现象；如出血较多，应及时就诊。

（2）告知患者手术 2h 后可进温凉的流质或者半流质食物，避免进食太烫的食物，以免引起伤口再次出血；忌用术侧咬食物。

（3）嘱患者注意口腔卫生，24h 后刷牙、漱口，注意维护愈合基台的清洁，减少细菌滋生，避免发生感染影响伤口愈合。

（4）告知患者愈合基台如有松动、脱落，属于正常现象，无须过度紧张，及时就诊处理。

（5）嘱有缝线的患者 7 ～ 14 天进行拆线，待软组织愈合后进行取模、戴牙修复。

（6）告知患者原义齿需在手术医师指导下使用。

三、风险防控

（1）术前应询问患者有无禁忌证，如高血压、心脏病，是否服用抗凝药物，是否为空腹状态等。

（2）预防误吞误吸　Ⅱ期手术过程中嘱患者保持张口度，用鼻呼吸，如有不适请举左手示意。嘱患者如感觉有发生细小器械掉落口中，切勿吞咽，应将头偏向一侧后吐出。

（3）愈合基台与扳手应连接牢固后方可递予术者，或同时传递齿镊辅助固位，防止愈合基台滑脱。

第六节 · 种植无牙颌固定义齿修复术

种植无牙颌固定义齿修复术帮助恢复无牙颌患者的咀嚼、美观等功能。

一、初印模制取的护理配合（以开窗式制取印模为例）

（一）术前准备

1. 患者准备

核对患者信息，引导就座，调节椅位、灯光。初步了解患者全身情况、口腔情况及心理状态，减轻患者焦虑。医、护、患核对牙位。

2. 用物准备

（1）常规用物　检查套装（口镜、探针、镊子）、纱布、三用枪、干棉球、酒精棉球、小药杯、冲洗器、无菌生理盐水、口杯、吸唾管（图 5-6-1）。

（2）印模制取用物　种植螺丝刀、种植印模制取辅件、托盘、印模材料、印模调拌工具（图 5-6-2）。

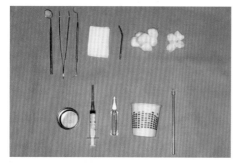

图 5-6-1　常规用物

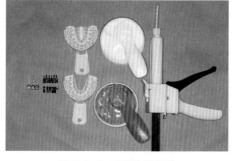

图 5-6-2　印模制取用物

（3）颌位关系制取用物　面弓、颌叉、全可调颌架、蜡勺、酒精灯、打火机或火柴、红蜡片或咬合硅橡胶、蜡刀（图 5-6-3）。

（二）术中配合

1. 取出愈合基台

准备种植螺丝刀（图 5-6-4），必要的时候传递扳手（图 5-6-5），医师取下愈合基台（图 5-6-6、图 5-6-7），递予医师无菌生理盐水冲洗器，冲洗种植体周围黏膜。

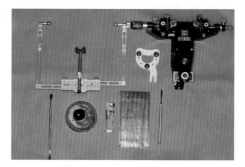

图 5-6-3　颌位关系制取用物

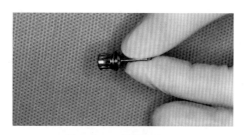

图 5-6-4　传递螺丝刀

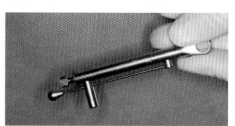

图 5-6-5　传递扳手

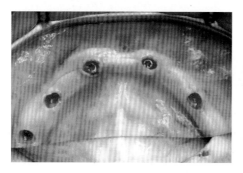

图 5-6-6　取出愈合基台

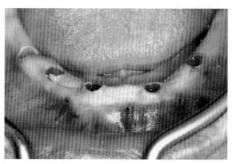

图 5-6-7　取出愈合基台

2. 安装多牙基台

准备多牙基台并递予医师（图 5-6-8）。递螺丝刀和扳手进行多牙基台固位（图 5-6-9）。

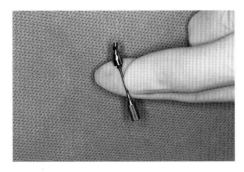

图 5-6-8　传递多牙基台

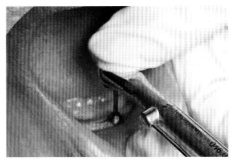

图 5-6-9　多牙基台固位

3. 安装多牙转移杆

递多牙基台转移杆（图 5-6-10），安装多牙基台转移杆（图 5-6-11）。

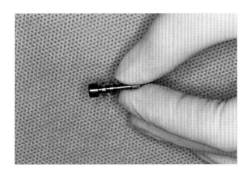

图 5-6-10　传递多牙基台转移杆

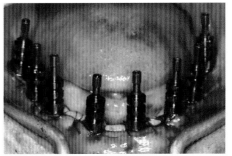

图 5-6-11　安装多牙基台转移杆

4. 制取印模

准备托盘递予医师（图 5-6-12），遵医嘱调拌印模材料，制取模型（图 5-6-13）。制取印模过程中观察患者反应，待印模材料凝固，准备种植螺丝刀。医师拧松转

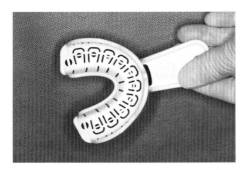

图 5-6-12　传递托盘

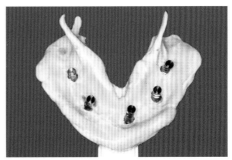

图 5-6-13　制取模型

移体导向杆将托盘从患者口中取出。协助医师制取对颌印模，护士协助擦拭患者口周残余印模材料。

5. 安装多牙保护帽

递予医师螺丝刀，多牙基台保护帽（图 5-6-14），递予医师生理盐水冲洗器，清洁种植体周围、协助安装多牙保护帽（图 5-6-15）。

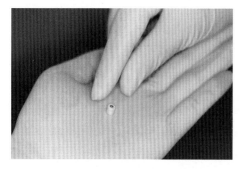

图 5-6-14　传递多牙基台保护帽

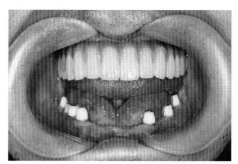

图 5-6-15　安装多牙保护帽

6. 制取颌位关系

协助医师用面弓转移（图 5-6-16）颌位关系，将颌叉固定在转移台上。

（三）术后护理

1. 整理用物

分类处理治疗后的用物。整理顺序：撤一次性胸巾→防污膜→弃吸唾管、口杯→冲洗痰盂、牙椅排水管道→治疗盘、三用枪及器械（可重复使用器械椅旁清洁、分类放置）→更换手套→消毒使用后材料外包装→归位。

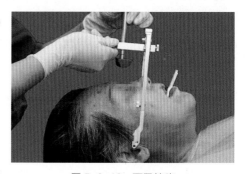

图 5-6-16　面弓转移

2. 清洁消毒

遵循由洁到污的原则。清洁消毒顺序：取消毒湿巾→工作手柄接头→手接触点→牙椅污染处→排水管道接头→痰盂外周→弃手套。

3. 妥善交接印模、种植辅件

印模、种植辅件及颌位记录妥善与技工室交接。

4. 健康宣教

（1）嘱患者注意保持口腔卫生，如发现愈合基台松动，应及时就诊，嘱按时复诊。

（2）在取模过程中嘱患者保持取模张口度，用鼻呼吸，如有不适举手示意。嘱患者若感觉细小器械掉落口中，切勿吞咽，应将头偏向一侧后吐出。

二、试戴支架的护理配合

（一）术前准备

1. 患者准备

核对患者信息，引导就座，调节椅位、灯光。初步了解患者全身情况、口腔情况及心理状态，减轻患者焦虑。医、护、患核对牙位，核对修复体。

2. 用物准备

（1）常规用物　检查套装（口镜、探针、镊子）、纱布、三用枪、干棉球、75% 酒精棉球、小药杯、冲洗器、生理盐水、口杯、吸唾管（图 5-6-17）。

（2）试戴支架用物　种植螺丝刀、特殊基台螺丝刀套装（图 5-6-18）。

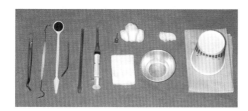

图 5-6-17　常规用物

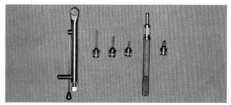

图 5-6-18　试戴支架用物

（二）术中配合

1. 取出多牙保护帽

准备种植螺丝刀，医师卸下多牙保护帽，递予医师无菌生理盐水冲洗器，冲洗种植体周围黏膜。

2. 试戴义齿支架

准备义齿支架备用，协助医师试戴（图 5-6-19、图 5-6-20）。

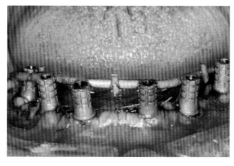

图 5-6-19　试戴义齿支架（一）

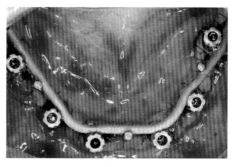

图 5-6-20　试戴义齿支架（二）

3. 安装多牙保护帽

递予医师生理盐水冲洗器（图 5-6-21），清洁种植体周围，酒精棉球消毒多牙保护帽，准备修复螺丝刀固定多牙保护帽（图 5-6-22）。

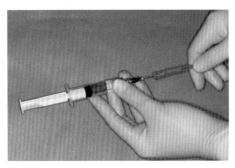

图 5-6-21　传递冲洗器

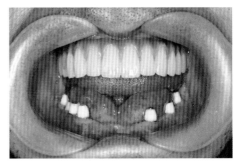

图 5-6-22　固定多牙保护帽

（三）术后护理

1. 整理用物

分类处理治疗后的用物。整理顺序：撤一次性胸巾→防污膜→冲洗痰盂、牙椅排水管道→弃吸唾管、口杯→治疗盘、三用枪及器械（可重复使用器械椅旁清洁、分类放置）→更换手套→消毒使用后材料外包装→归位。

2. 清洁消毒

遵循由洁到污的原则。清洁消毒顺序：取消毒湿巾→工作手柄接头→手接触点→牙椅污染处→排水管道接头→痰盂外周→弃手套。

3. 健康宣教

嘱患者按时复诊，注意保持口腔卫生。

三、修复体安装的护理配合

（一）术前准备

1. 患者准备

核对患者信息，引导就座，调节椅位、灯光。初步了解患者全身情况、口腔情况及心理状态，减轻患者焦虑。医、护、患核对牙位，核对修复体。

2. 用物准备

（1）常规用物　检查套装（口镜、探针、镊子）、纱布、三用枪、干棉球、75%酒精棉球、小药杯、冲洗器、生理盐水、口杯、吸唾管、镜子。

（2）修复体安装用物　种植螺丝刀、多牙基台螺丝刀套装、扭力扳手、低速直牙科手机、磨头、封口材料、咬合纸（图5-6-23）。

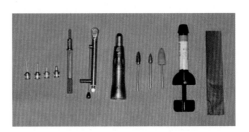

图 5-6-23　用物准备

（二）术中配合

1. 取出多牙保护帽

准备种植螺丝刀，医师取下多牙保护帽，传递生理盐水冲洗器，冲洗种植体周围黏膜。

2. 试戴、调改、抛光义齿

准备医师所需物品，进行颌面调改及抛光，及时吸唾保证术野清晰，协助试戴种植义齿（图 5-6-24、图 5-6-25）。

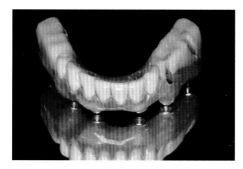

图 5-6-24 种植义齿（一）

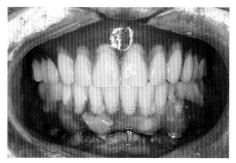

图 5-6-25 种植义齿（二）

（三）术后护理

1. 整理用物

分类处理治疗后的用物。整理顺序：撤一次性胸巾→防污膜→手机（冲洗手机管道 30s）→弃吸唾管、口杯→冲洗痰盂、牙椅排水管道→治疗盘、三用枪及器械（可重复使用器械椅旁清洁、分类放置）→更换手套→消毒使用后材料外包装→归位。

2. 清洁消毒

遵循由洁到污的原则。清洁消毒顺序：取消毒湿巾→工作手柄接头→手接触点→牙椅污染处→排水管道接头→痰盂外周→弃手套。

3. 健康宣教

（1）在戴牙过程中嘱患者保持张口度，用鼻呼吸，如有不适举手示意。嘱患者若感觉有细小器械掉落口中，切勿吞咽，可头偏向一侧后吐出。

（2）嘱患者保持口腔卫生，正确使用牙线、牙刷，每日至少清洁牙齿 3 次，尤其是种植牙。

（3）戴牙后由于牙龈退缩等原因致牙缝过大者，建议患者使用牙间隙刷或冲牙器。

（4）因为种植牙和周围的骨组织有一个生理适应的过程，初戴种植牙 1 年之内，需从软到硬过渡使用，逐渐负重，应嘱咐患者在以后的使用中忌用种植牙咬过硬食物，如螺壳、蟹壳、坚果等。

（5）嘱咐患者定期复查，分别于戴牙后 3 个月、6 个月、12 个月来院查，以后每年复查一次。

（6）嘱患者如发现种植牙松动、牙龈发红、疼痛、刷牙出血等异常情况，应及时就诊。

四、风险防控

（1）预防误吞误吸。在操作过程中，嘱患者保持张口度，用鼻呼吸，如有不适举左手示意。嘱患者若感觉细小器械掉落口中，切勿吞咽，应将头偏向一侧后吐出。

（2）制取模型时，开窗式托盘放入患者口内后，护士须迅速清除溢出的多余印模材料，使多牙基台转移杆螺丝顶端暴露在开窗口内，方便印模凝固后旋松螺丝，取下托盘。

（3）无牙颌制取过程中螺丝种类较多，护士在治疗过程中要妥善标记保管，以免混淆。

第七节 · 种植修复术

种植Ⅱ期术后，种植体周围软组织成型，行种植修复术，恢复患者的咀嚼功能。

一、制取印模的护理配合

（一）术前准备

1. 患者准备
核对患者信息，引导就座，调节椅位、灯光。初步了解患者全身情况、口腔情况及心理状态，减轻患者焦虑。医、护、患核对牙位。

2. 用物准备
（1）常规用物　检查套装（口镜、探针、镊子）、托盘、种植螺丝刀、吸唾管、生理盐水、冲洗器、三用枪、干棉球、75% 酒精棉球、种植修复印模制取辅件、高速牙科手机、车针等（图 5-7-1）。

（2）印模制取、颌位关系记录制取、比色用物　印模材料、印模材料调拌工具、颌位记录材料、计时器、比色板等（图 5-7-2）。

3. 其他准备
病历、影像学检查资料（图 5-7-3、图 5-7-4）。

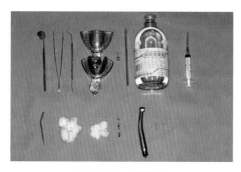

图 5-7-1　常规用物

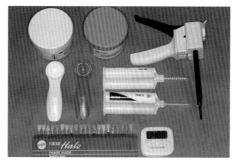

图 5-7-2　印模制取用物

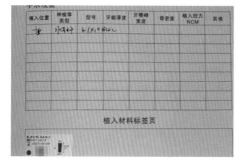

图 5-7-3　病历

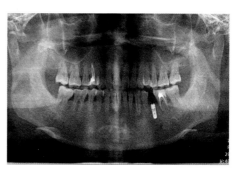

图 5-7-4　影像学检查资料

（二）术中配合

1. 取出愈合基台

准备种植螺丝刀并递予医师（图 5-7-5）。医师取下愈合基台（图 5-7-6、图 5-7-7），递予医师无菌生理盐水冲洗器（图 5-7-8），冲洗种植体周围黏膜。

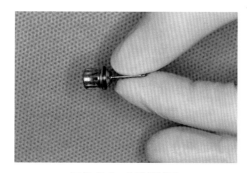

图 5-7-5　传递螺丝刀

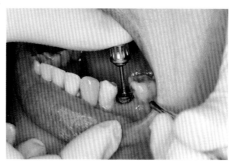

图 5-7-6　取愈合基台

2. 连接印模辅件

准备转移体并传递给医师（图 5-7-9）。待医师安放到位，递医师种植螺丝刀，进行转移体固位（图 5-7-10）。传递印模帽（图 5-7-11）协助进行印模帽固位（图 5-7-12）。

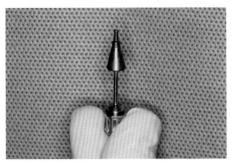

图 5-7-7　取下的愈合基台

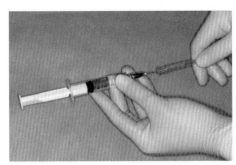

图 5-7-8　传递冲洗器

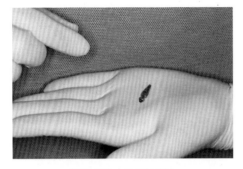

图 5-7-9　传递转移体

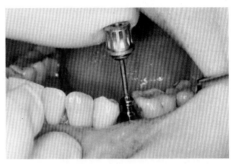

图 5-7-10　转移体固位

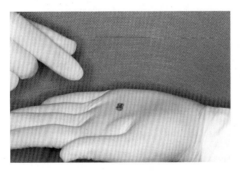

图 5-7-11　传递印模帽

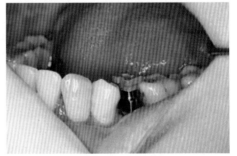

图 5-7-12　印模帽固位

3. 制取印模

传递医师托盘，遵医嘱取印模材料（图 5-7-13），调拌（图 5-7-14）。印模材料就位（图 5-7-15、图 5-7-16），制取模型（图 5-7-17），按计时器计时 4min，取模过程中观察患者反应，待印模材料凝固，将托盘从患者口中取出。协助医师制取对颌印模，护士擦拭患者口周残余印模材料。

4. 制取颌位记录

递予医师颌位记录材料，待材料凝固妥善保存（图 5-7-18、图 5-7-19）。

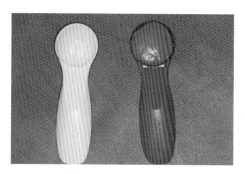

图 5-7-13 印模材料

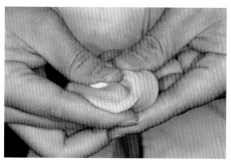

图 5-7-14 调拌印模材料

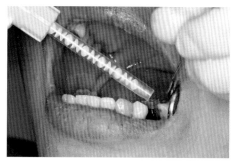

图 5-7-15 印模材料就位（一）

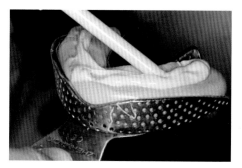

图 5-7-16 印模材料就位（二）

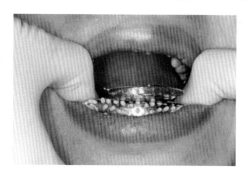

图 5-7-17 制取模型

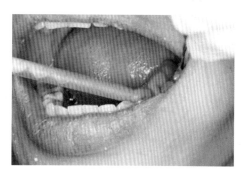

图 5-7-18 制取咬合记录（一）

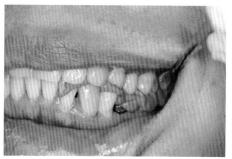

图 5-7-19 制取咬合记录（二）

5. 安装愈合基台

清洁种植体周围，酒精棉球消毒愈合基台，准备种植螺丝刀，固定愈合基台（图 5-7-20）。

6. 比色

传递比色板，在合适的光线下协助比色（图 5-7-21）。

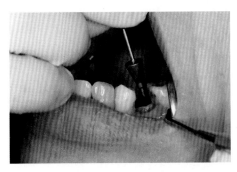
图 5-7-20　安装固定愈合基台

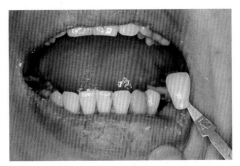
图 5-7-21　比色

（三）术后护理

1. 整理用物

分类处理治疗后的用物。整理顺序：撤一次性胸巾→防污膜→手机（冲洗手机管道 30s）→弃吸唾管、口杯→冲洗痰盂、牙椅排水管道→治疗盘、三用枪及器械（可重复使用器械椅旁清洁、分类放置）→更换手套→消毒使用后材料外包装→归位。

2. 清洁消毒

遵循由洁到污的原则。清洁消毒顺序：取消毒湿巾→工作手柄接头→手接触点→牙椅污染处→排水管道接头→痰盂外周→弃手套。

3. 妥善交接印模、种植辅件

印模、种植辅件及颌位记录妥善与技工室交接。

二、粘接义齿（戴牙）的护理配合

（一）术前准备

1. 患者准备

核对患者信息，引导就座，调节椅位、灯光。初步了解患者全身情况、口腔情况及心理状态，减轻患者焦虑。医、护、患核对牙位，核对修复体。

2. 用物准备

（1）常规用物　检查套装（口镜、探针、镊子）、口杯、三用枪、吸唾管、干棉球、75% 酒精棉球、螺丝刀、扭力扳手、生理盐水、冲洗器。

（2）调改义齿用物 高速牙科手机、低速直牙科手机、车针、磨头、咬合纸、牙线、凡士林棉签（图5-7-22）。

（3）粘接用物 封闭基台螺丝口树脂、充填器、粘接剂（包括树脂粘接剂）光固化灯、小毛刷（图5-7-23）。

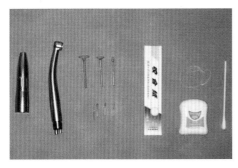

图 5-7-22 调改义齿用物

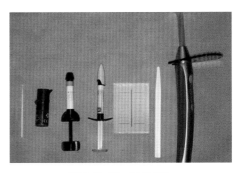

图 5-7-23 粘接用物

（二）术中配合

1. 取出愈合基台

准备种植螺丝刀递予医师，取下愈合基台后，递予医师生理盐水冲洗器，冲洗种植体周围黏膜。准备修复体（基台、牙冠）备用（图5-7-24、图5-7-25）。

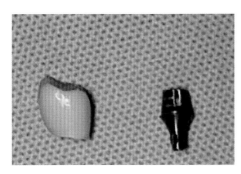

图 5-7-24 基台、牙冠

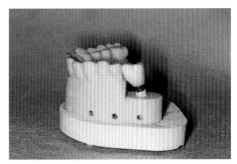

图 5-7-25 牙冠

2. 基台加力

准备义齿模型、修复螺丝刀、传递扭力扳手（图5-7-26），协助医师基台固定、加力（图5-7-27）。

3. 封闭基台螺丝口

传递小棉球（图5-7-28），协助医师填入基台螺丝口（图5-7-29），传递封口树脂、充填器（图5-7-30）供医师封闭基台螺丝口（图5-7-31），递予光固化灯予医师进行光照固化（图5-7-32、图5-7-33）。

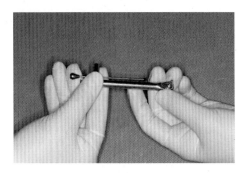

图 5-7-26 传递扭力扳手

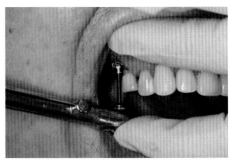

图 5-7-27 基台固位、加力

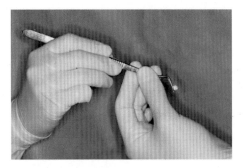

图 5-7-28 传递小棉球

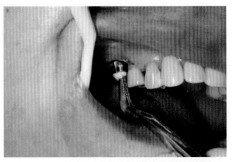

图 5-7-29 小棉球填基台螺丝口

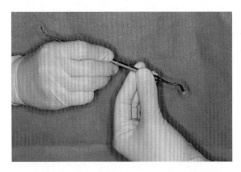

图 5-7-30 传递封口树脂、充填器

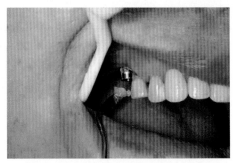

图 5-7-31 树脂封闭基台螺丝口

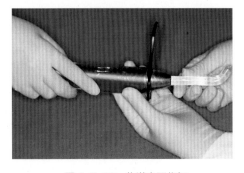

图 5-7-32 传递光固化灯

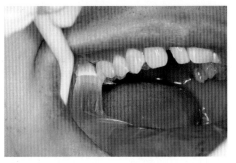

图 5-7-33 光照固化

4.调改种植义齿

准备种植义齿、牙线、高速牙科手机，医师调改牙冠邻接关系，并递予医师咬合纸（图 5-7-34）调改咬合接触点（图 5-7-35）。安装车针（图 5-7-36）协助医师调𬌗（图 5-7-37）。修复体戴入后为患者提供镜子，患者确认满意后，75%酒精棉球消毒义齿待用。

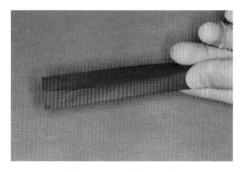

图 5-7-34　传递咬合纸

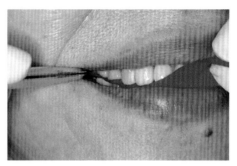

图 5-7-35　咬合接触点

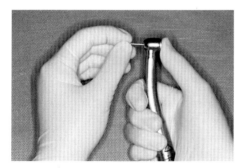

图 5-7-36　安装车针

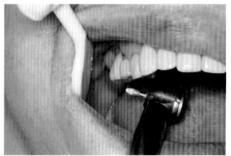

图 5-7-37　调𬌗

5.粘接种植义齿

遵医嘱准备、调拌粘接剂（图 5-7-38），待粘接剂凝固，传递探针、牙线，协助医师清理冠边缘（图 5-7-39）。

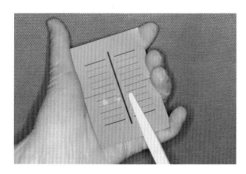

图 5-7-38　调拌粘接剂

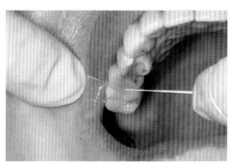

图 5-7-39　牙线清理冠边缘

6. 固化

传递流动树脂予医师封闭冠开口处，并递光固化灯予医师协助进行光照固化，递咬合纸予医师调改咬合接触点。

7. 拍摄 X 线片或 CBCT

嘱患者拍摄 X 线片或 CBCT。

（三）术后护理

1. 整理用物

分类处理治疗后的用物。整理顺序：撤一次性胸巾→防污膜→手机（冲洗手机管道 30s）→弃吸唾管、口杯→冲洗痰盂、牙椅排水管道→三用枪及器械（可重复使用器械椅旁清洁、分类放置）→更换手套→消毒使用后材料外包装→归位。

2. 清洁消毒

遵循由洁到污的原则。清洁消毒顺序：取消毒湿巾→工作手柄接头→手接触点→牙椅污染处→排水管道接头→痰盂外周→弃手套。

3. 种植修复后的健康指导

（1）嘱患者保持口腔卫生，正确使用牙线、牙刷，每日至少清洁牙齿 3 次。

（2）戴牙后由于牙龈退缩等原因致牙缝过大者，建议患者使用牙间隙刷或冲牙器。

（3）因为种植牙和周围的骨组织有一个生理适应的过程，初戴种植牙 1 年之内，需从软到硬过渡使用，逐渐负重，应嘱咐患者在以后的使用中忌用种植牙咬过硬食物如蟹壳、坚果等。

（4）嘱患者定期复查，分别于戴牙后 3 个月、6 个月、12 个月来院复查，以后每年复查一次。

（5）嘱患者如发现种植牙松动、牙龈发红、疼痛、刷牙出血等异常情况，应及时就诊。

三、风险防控

（1）在戴牙过程中嘱患者保持张口度，用鼻呼吸，如有不适举手示意。嘱患者若感觉细小器械掉落口中，切勿吞咽，应将头偏向一侧后吐出。

（2）最终佩戴修复体时，不同种植系统要求用不同的扭力锁紧基台螺丝，要注意根据种植系统调节扭力扳手的扭力值。

第六章

颌面外科专业相关治疗护理配合及风险防控

第一节 · 普通牙拔除术

牙病的终末治疗手段是拔除不能保留的牙。

一、普通牙拔除术的适应证

（1）龋病 牙体严重、广泛的龋坏而不能被有效治疗或修复的牙。

（2）根尖病 根尖周围病变，不能用根管治疗等方法治愈的牙。

（3）牙周病 晚期牙周病变，极为松动的牙。

（4）牙外伤 发生牙根折断，难以治疗的牙。

（5）病灶牙 引起颌骨骨髓炎、牙源性上颌窦炎等局部病变的牙。

（6）埋伏牙 引起邻牙疼痛或压迫吸收，邻牙可以保留的情况下的埋伏牙。

（7）阻生牙 常发生冠周炎或引起邻牙牙根吸收、龋坏的牙。

（8）额外牙 使邻牙迟萌、错位萌出、牙根吸收或导致牙列拥挤的牙。

（9）融合牙及双生牙 发生在乳牙列的阻碍恒牙萌出的融合牙及双生牙。

（10）乳牙滞留 逾期未脱落，影响恒牙萌出。

（11）错位牙 致软组织创伤而又不能用正畸矫正的牙。

（12）治疗需要 正畸减数需要拔除的牙，义齿修复需要拔除的牙等。

（13）骨折累及的牙 颌骨骨折或牙槽骨骨折所累及需要拔除的牙。

二、普通牙拔除术的护理配合

（一）术前准备

1. 患者准备

引导患者进入诊室，就座于综合治疗椅上。初步了解患者病史、过敏史、口腔情况及心理状态，适当介绍手术过程及术后反应，减轻患者焦虑。对于严重恐惧的患者指导放松的方法以缓解其紧张情绪。核对患者信息，系上一次性胸巾，根据患牙术区调节椅位及灯光。口腔有佩戴活动义齿的患者，取出浸泡在冷口杯内。协助使用漱口液含漱，清洁口腔。

2. 用物准备

（1）局部麻醉用物 检查套装（口镜、探针、镊子）、消毒液、医用棉签、麻醉剂、注射器。

（2）手术常规用物 刮匙、牙龈分离器、牙挺、拔牙钳、小药杯、棉球或纱卷（图 6-1-1）。

3. 其他准备

病历、影像学检查资料，签署手术知情同意书。

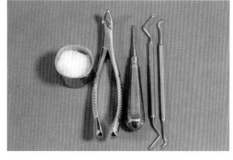

图 6-1-1　手术常规用物

（二）术中配合

（1）麻醉　遵医嘱准备麻醉剂并递予医师（见图 5-1-21）。

（2）严密观察患者全身状况。

（3）协助医师分离牙龈，传递牙龈分离器（图 6-1-2）。传递牙挺（图 6-1-3），挺松牙齿。及时吸除拔牙窝周围血液，保持术野清晰。

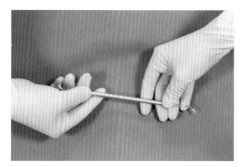

图 6-1-2　传递牙龈分离器

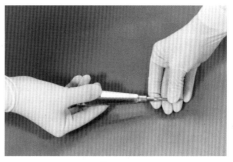

图 6-1-3　传递牙挺

（4）协助医师核对牙位，拔除牙齿（图 6-1-4）。置棉球或纱卷于拔牙窝，止血。

（三）术后护理

1. 整理用物

分类处理治疗后的用物。整理顺序：一次性胸巾→防污膜→冲洗痰盂、牙椅排水管道→弃口杯→撤治疗盘及器械（可重复使用器械椅旁清洁、分类放置）。

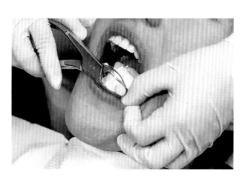

图 6-1-4　协助拔除牙齿

2. 清洁消毒

整理清洁治疗台，遵循由洁到污的原则。清洁消毒顺序：取消毒湿巾→工作手柄接头→手接触点→牙椅污染处→痰盂外周→弃手套。

3. 健康宣教

（1）嘱患者咬棉球或纱卷 30 ～ 40min 后吐出，若出血较多可延长至 1h。

（2）拔牙后 24h 内不漱口、不刷牙，勿用舌舔伤口。

（3）拔牙后 2h 可进温凉软食，不宜吃太烫、太硬食物，勿用患侧咀嚼。

（4）拔牙后 24h 内，不要反复吮吸拔牙窝，术后 1～2 天唾液中如有淡红色血水属正常现象，不需特殊处理。

（5）术后如有明显出血、疼痛、肿胀、发热、开口困难等不适，应及时复诊。伤口若有缝线，嘱患者术后 5～7 天拆线。

三、风险防控

（1）拔牙前应评估患者全身情况，排除手术禁忌证。

（2）麻醉剂注射前充分评估药物过敏史，注射过程中密切观察患者的用药情况，重视患者的主诉。如发生过敏性反应，及时正确应对。

（3）拔牙前正确核对并确认拔牙信息正确。

（4）拔牙过程中指导患者正确配合，注意预防误吞、误吸。

（5）拔牙后检查拔除的牙是否完整。

第二节 · 下颌阻生第三磨牙拔除术

一、下颌阻生第三磨牙拔除术的适应证

不能正常萌出且本身患有牙体或牙周疾病、影响健康邻牙的阻生牙。

二、下颌阻生第三磨牙拔除术的护理配合

（一）术前准备

1. 患者准备

引导患者进入诊室，就座于综合治疗椅上。初步了解患者病史、过敏史、口腔情况及心理状态，介绍手术过程、指导术中配合方法，减轻患者焦虑。对于严重恐惧的患者指导放松的方法缓解紧张情绪。

核对患者信息，系上一次性胸巾，根据患牙调节椅位及灯光。协助使用漱口液含漱，清洁口腔。

2. 用物准备

（1）局部麻醉用物　检查套装（口镜、探针、镊子）、消毒液、消毒棉签、麻醉剂、注射器。

（2）手术常规使用一次性无菌物品：20mL 注射器、一次性使用吸引管、无菌手套、11# 刀片、缝线等（图 6-2-1）。

（3）手术常规无菌用物　刀柄、骨膜剥离子、剪刀、持针器、血管钳、牙挺、

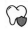

刮匙、拉钩、咬合垫、药杯、棉球；高速反角牙科手机、车针、孔巾（图6-2-2）。

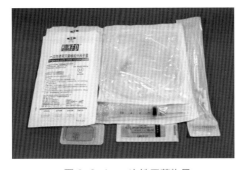

图6-2-1 一次性无菌物品

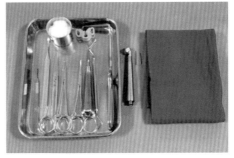

图6-2-2 无菌用物

3. 其他准备

影像学检查资料、了解患者的全身情况，必要时做实验室检查、签署手术知情同意书（图6-2-3、图6-2-4）。

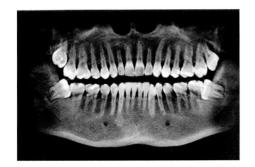

图6-2-3 影像学检查资料

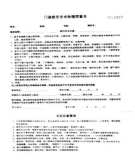

图6-2-4 知情同意书

（二）术中配合

（1）麻醉 遵医嘱准备麻醉剂并递予医师（见图5-1-21），协助核对牙位。

（2）消毒、铺巾 协助医师用碘伏棉球完成局部消毒、铺巾（图6-2-5）。

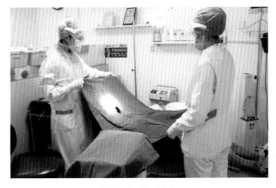

图6-2-5 铺巾

（3）安装和吸引器　安装高速反角牙科手机（图6-2-6）及吸引器装置（图6-2-7）。

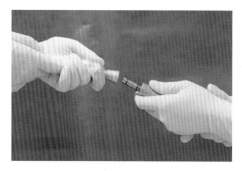

图6-2-6　安装高速反角牙科手机

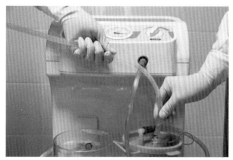

图6-2-7　安装吸引器装置

（4）暴露术区　协助医师切开软组织翻瓣，暴露术区（图6-2-8）配合过程及时使用吸引器保持术野清晰。

（5）分牙　协助医师分牙（图6-2-9）。

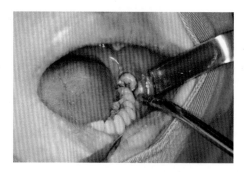

图6-2-8　暴露术区

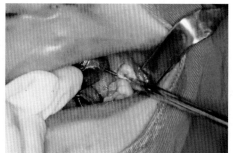

图6-2-9　分牙

（6）取出牙齿　协助医师取出牙齿，搔刮牙槽窝（图6-2-10），协助冲洗拔牙窝。

（7）缝合伤口　协助医师缝合伤口（图6-2-11）。

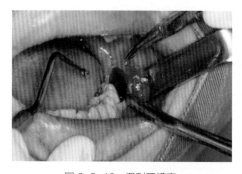

图6-2-10　搔刮牙槽窝

图6-2-11　缝合伤口

（8）置棉卷于拔牙窝，以止血。

（三）术后护理（除同普通拔牙外）

1. 整理用物

分类处理治疗后的用物。整理顺序：撤孔巾→防污膜→牙科手机带针空转冲洗 30s →弃吸唾管、口杯→冲洗痰盂、牙椅排水管道→取下车针及牙科手机→治疗盘及器械（可重复使用器械椅旁清洁、分类放置）。

2. 清洁消毒

整理清洁治疗台，遵循由洁到污的原则。清洁消毒顺序：取消毒湿巾→工作手柄接头→手接触点→牙椅污染处→痰盂外周→弃手套。

3. 健康宣教

（1）嘱患者咬棉球或纱卷 30 ～ 40min 后吐出，若出血较多可延长至 1h。

（2）拔牙后 24h 内不漱口、不刷牙，勿用舌舔伤口。

（3）拔牙后 2h 可进温凉软质食物，不宜吃太烫、太硬食物，勿用患侧咀嚼。

（4）拔牙后 24h 内，不要反复吮吸拔牙窝，术后 1 ～ 2 天唾液中如有淡红色血水属正常现象，不需特殊处理。

（5）术后如有明显出血、疼痛、肿胀、发热、开口困难等不适，应及时复诊。伤口若有缝线，嘱患者术后 5 ～ 7 天拆线。

（6）术后 24 ～ 48h 局部冰袋冷敷，减轻拔牙颜面部的肿痛。嘱患者注意休息，避免游泳、跑步等剧烈运动。遵医嘱服药。术后可能出现吞咽困难、颌面部肿胀，术后 3 ～ 4 天最为明显，一般 1 周左右基本可恢复正常。如出现活动出血不止、下唇麻木等现象，要及时复诊。

三、风险防控

（1）拔牙前应注意评估患者全身情况，排除手术禁忌证。

（2）麻醉剂注射前充分评估药物过敏史，注射过程中密切观察患者的用药情况，重视患者的主诉。如发生过敏性反应，应及时正确应对。

（3）使用涡轮机前确认车针安装牢靠、手机运转工作正常。

（4）拔牙前正确核对并确认拔牙信息正确。

（5）拔牙过程中指导患者的正确配合，注意预防误吞误吸。

（6）手术区域靠后，手术过程中注意保护患者的颞下颌关节。

（7）拔牙后检查拔除的牙是否完整。

第三节 · 牙槽骨整形术

矫正牙槽突各种妨碍义齿戴入和就位的畸形；去除牙槽突上突出的尖或嵴，

防止引起局部疼痛；去除突出的骨结节或倒凹；矫正上前牙牙槽嵴的前突。

一、牙槽骨整形术的适应证

牙槽骨突上存在有碍义齿就位的畸形，如骨尖、锐利骨嵴及倒凹等，需要手术修整的牙槽骨。

二、牙槽骨整形术的护理配合

（一）术前准备

1.患者准备

引导患者进入诊室，就座于综合治疗椅上。初步了解患者病史、过敏史、口腔情况及心理状态，介绍手术过程、指导术中配合方法，减轻患者焦虑。对于严重恐惧的患者，予指导放松的方法以缓解紧张情绪。此手术对象多为老人，应注意患者的全身情况评估。核对患者信息，系上一次性胸巾，根据术区调节椅位及灯光。口腔有佩戴活动义齿的患者，取出义齿浸泡在清水杯内。协助漱口溶液含漱，清洁口腔。

2.用物准备

（1）局部麻醉用药　检查套装（口镜、探针、镊子）、消毒液、医用棉签、麻醉剂、注射器。

（2）手术常规一次性无菌物品　20mL注射器、吸引器装置、无菌手套、11#刀片等。

（3）手术常规无菌用物　刀柄、骨膜剥离子、剪刀、持针器、血管钳、咬骨钳、骨凿、骨锉、孔巾等（图6-3-1）。

（二）术中配合

（1）麻醉　遵医嘱准备麻醉剂并予医师。

（2）消毒、铺巾　协助用碘伏棉球完成局部消毒、铺巾（见图6-2-6）。

（3）协助切开翻瓣，传递手术刀、骨膜剥离子（图6-3-2）。

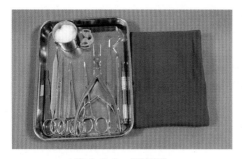

图6-3-1　无菌用物

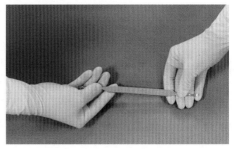

图6-3-2　传递骨膜剥离子

（4）协助使用骨凿去除增生的牙槽骨，传递骨凿（图 6-3-3）、咬骨钳（图 6-3-4）。

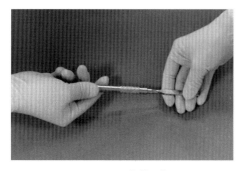

图 6-3-3 传递骨凿

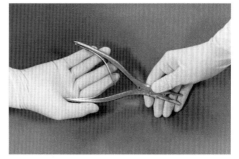

图 6-3-4 传递咬骨钳

（5）协助医师用生理盐水冲洗术区的碎骨，并及时吸唾保持术野清晰。协助医师缝合伤口。

（三）术后处理

1. 整理用物

分类处理治疗后的用物。整理顺序：撤孔巾→防污膜→冲洗痰盂、牙椅排水管道→弃吸唾管、口杯→治疗盘及器械（可重复使用器械椅旁清洁、分类放置）。

2. 清洁消毒

整理清洁治疗台，遵循由洁到污的原则。清洁消毒顺序：取消毒湿巾→工作手柄接头→手接触点→牙椅污染处→排水管道接头→痰盂外周→弃手套。

3. 健康宣教

（1）嘱患者术后咬棉球或纱布 30min 后吐出。

（2）术后 24h 内不刷牙及漱口，保持口腔卫生。

（3）术后 2h 方可进温凉软质食物。

（4）嘱患者术后 5～7 天拆线。

三、风险防控

（1）严格无菌操作。

（2）术中密切观察患者的生命体征变化。

（3）击锤前充分沟通，做好患者的心理准备，注意去骨击锤时不宜用力过猛，以免去骨过多。当敲击下颌时，注意托住下颌角，予减震并保护患者的颞下颌关节。

第四节 · 软组织损伤清创缝合术

一、软组织损伤清创缝合术的适应证

颌面部皮肤表层的擦伤，软组织的刺伤、割伤，较大机械力作用于组织的撕裂或撕脱伤及动物的咬伤。

二、软组织损伤清创缝合术的护理配合

（一）术前准备

1. 患者准备

引导患者进入诊室，就座于综合治疗椅上。初步了解患者受伤经过、过敏史、口腔情况及心理状态，介绍手术过程、指导术中配合方法，减轻患者焦虑。核对患者信息，系上一次性胸巾，根据术区调节椅位及灯光。协助使用漱口液含漱，清洁口腔。

2. 用物准备

（1）局部麻醉用物　检查套装（口镜、探针、镊子）、消毒液、医用棉签、麻醉剂、注射器。

（2）手术常规一次性无菌物品　20mL注射器、一次性使用吸引管、缝线、无菌手套等（图6-4-1）。

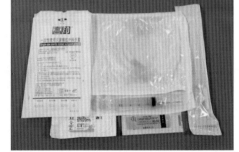

图6-4-1　一次性无菌物品

（3）手术常规无菌用物　刀柄、骨膜剥离子、剪刀、持针器、血管钳、刮匙、拉钩、药杯、棉球、纱布、咬合垫、孔巾等（图6-4-2）。

（4）其他常用药液　碘伏消毒液、生理盐水、双氧水溶液（图6-4-3）。

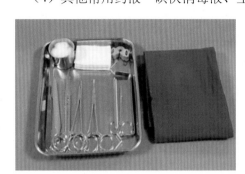

图6-4-2　无菌用物

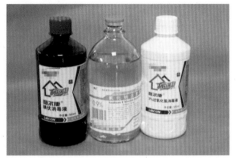

图6-4-3　常用药液

3. 其他准备

病历、签署手术知情同意书。

（二）术中配合

（1）遵医嘱准备麻醉剂并递予医师（见图 6-2-5）。

（2）打开手术包，协助消毒铺巾（见图 6-2-6）。

（3）传递冲洗针（图 6-4-4），协助医师清创，使用吸引器保持术野清晰。

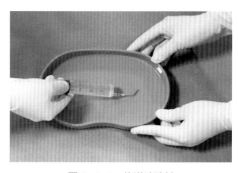

图 6-4-4　传递冲洗针

（4）协助医师止血，保持术野清晰。

（5）缝合，夹持缝合针（图 6-4-5），传递缝合针（图 6-4-6）。

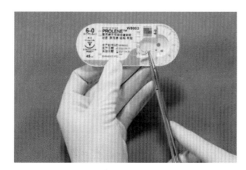

图 6-4-5　夹持缝合针

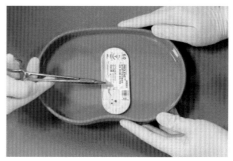

图 6-4-6　传递缝合针

（6）密切观察患者生命体征。

（三）术后护理

1. 整理用物

分类处理治疗后的用物。整理顺序：撤孔巾→防污膜→冲洗痰盂、牙椅排水管道→弃吸唾管、口杯→治疗盘及器械（可重复使用器械椅旁清洁、分类放置）。

2. 清洁消毒

整理清洁治疗台，遵循由洁到污的原则。清洁消毒顺序：取消毒湿巾→工作手柄接头→手接触点→牙椅污染处→排水管道接头→痰盂外周→弃手套。

3. 健康宣教

（1）告知患者因颜面皮肤薄而嫩，富有弹性，皮下组织疏松含有表情肌，因此外伤后肿胀明显属于正常现象，一般 1 周左右消退，如出现剧痛或伴有发热等情况应及时就诊。

（2）对需要注射破伤风抗毒素的患者应嘱其 72h 内完成，尽早注射。

（3）术后 2h 可进温凉软质食物，勿进食硬食物，以免引起疼痛出血。

（4）嘱患者注意口腔卫生，定期换药，术后 7 天拆线。

三、风险防控

（1）注射麻醉剂前询问患者有无高血压、过敏史等，正确测量生命体征并记录。

（2）术前充分沟通，指导患者配合要领，嘱其术中用嘴呼吸，不适时请举手示意，注意避免术区污染。

（3）术中注意观察患者的生命体征变化。

（4）创伤比较大的患者，注意评估出血量。

第五节 · 脓肿切开引流术

一、脓肿切开引流术的适应证

（1）面颈淋巴结或颌周筋膜间隙感染后肿胀区域局限，或者皮肤发红、发亮、压痛明显并伴有凹陷性水肿，有波动感。

（2）深在颌周筋膜间隙感染 5 天以上，疼痛加剧，体温升高，外周血常规中白细胞升高并核左移或穿刺有脓者。

（3）发生于口底、舌体、咽侧、颈侧急性炎症，病情发展迅速，虽无典型脓肿形成指征，但可导致呼吸梗阻等严重并发症者。

（4）口底坏死性蜂窝织炎，无脓肿形成指征，但为尽早排除坏死物质及气体，减轻全身和局部症状，阻止炎症继续扩散者。

（5）外伤或术后继发感染已形成脓肿者。

（6）放射性骨坏死继发感染后脓肿形成者。

（7）结核性淋巴结炎，冷脓肿波及皮下接近破溃者。

（8）化脓性炎症脓肿已溃破，但引流不畅者。

二、脓肿切开引流术的护理配合

（一）术前准备

1. 患者准备

引导患者进入诊室，就座于综合治疗椅上。初步了解患者病史、过敏史、口腔情况及心理状态，介绍手术过程、指导术中配合方法，减轻患者焦虑。核对患者信息，系上一次性胸巾，根据术区调节椅位及灯光。协助使用漱口液含漱，清洁口腔。

2. 用物准备

（1）局部麻醉用物　检查套装（口镜、探针、镊子）、消毒液、医用棉签、麻醉剂、注射器。

（2）手术常规使用一次性无菌物品　20mL注射器、一次性使用吸引管、无菌手套、11号刀片等。

（3）常规用品　刀柄、刮匙、蚊式钳、拉钩、引流条、药杯、棉球、纱布、孔巾等（图6-5-1）。

（4）其他常用物品　碘伏消毒液、生理盐水、3%过氧化氢溶液、胶布等（图6-5-2）。

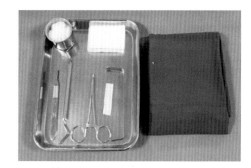
图6-5-1　常规用品

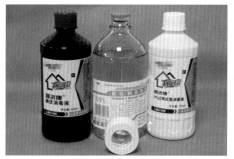
图6-5-2　常用药液和胶布

3. 其他准备

病历、签署手术知情同意书。

（二）术中配合

（1）遵医嘱准备麻醉剂并递予医师（图5-1-21）。

（2）协助用碘伏棉球完成局部消毒、铺巾（图6-2-6）。

（3）安装手术刀片，并传递予医师（图6-5-3、图6-5-4）。

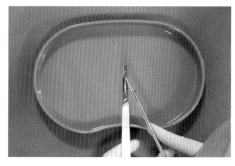
图6-5-3　安装手术刀片

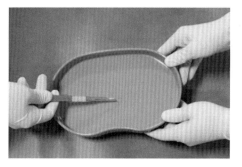
图6-5-4　传递手术刀片

（4）协助医师暴露术区，切开局部软组织，引流脓液。

（5）依次抽吸 3% 过氧化氢溶液和生理盐水，局部冲洗（图 6-5-5），及时吸出冲洗液。协助医师放置引流条（图 6-5-6），局部引流。

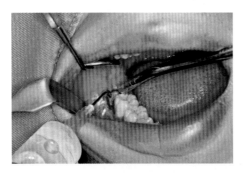

图 6-5-5　局部冲洗

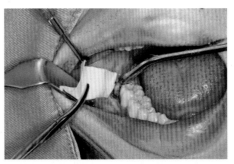

图 6-5-6　放置引流条

（6）清洁患者术区周围血渍。

（三）术后护理

1. 整理用物

分类处理治疗后的用物。整理顺序：撤孔巾→防污膜→冲洗痰盂、牙椅排水管道→弃吸唾管、口杯→治疗盘及器械（可重复使用器械椅旁清洁、分类放置）。

2. 清洁消毒

整理清洁治疗台，遵循由洁到污的原则。清洁消毒顺序：取消毒湿巾→工作手柄接头→手接触点→牙椅污染处→排水管道接头→痰盂外周→弃手套。

3. 健康宣教

（1）嘱患者保持局部清洁，避免感染。

（2）嘱患者隔日复诊。

三、风险防控

（1）注射麻醉剂前询问患者有无高血压、过敏史等，正确测量生命体征并记录。

（2）污染创面，应注意无菌技术操作，避免污染术区以外的区域。

第六节·口腔颌面部小肿物切除术

了解口腔小肿物的性质，辅助诊断作用；切除口腔颌面部肿物以解决肿物引起的影响美观、局部压迫或其他不适。

一、口腔颌面部小肿物切除术的适应证

口腔颌面部良性小肿物，如色素痣、牙龈瘤、纤维瘤等。

二、口腔颌面部小肿物切除术的护理配合

（一）术前准备

1. 患者准备

引导患者进入诊室，就座于综合治疗椅上。初步了解患者病史、过敏史、口腔情况及心理状态，介绍手术过程、指导术中配合方法，减轻患者焦虑。对于严重恐惧的患者指导放松的方法缓解紧张情绪。

核对患者信息，系上一次性胸巾，根据术区调节椅位及灯光。协助使用漱口液含漱，清洁口腔。

2. 用物准备

（1）局部麻醉用物　检查套装（口镜、探针、镊子）、消毒液、医用棉签、麻醉剂、注射器。

（2）手术常规一次性无菌物品　20mL 注射器、一次性使用吸引管、无菌手套、11 号刀片等。

（3）手术常规无菌用物　刀柄、骨膜剥离子、剪刀、持针器、血管钳、刮匙、拉钩、药杯、棉球、纱布、咬合垫、孔巾等（图 6-6-1）。

（4）其他常用药液　10% 甲醛溶液、碘伏消毒液、75% 酒精（图 6-6-2）。

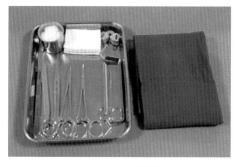

图 6-6-1　无菌用物

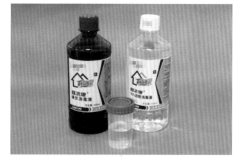

图 6-6-2　常用药液

3. 其他准备

病历、填写病理检验单、签署手术知情同意书。

（二）术中配合

（1）遵医嘱准备麻醉剂并递予医师（见图 5-1-21）。

（2）协助用碘伏棉球完成局部消毒、铺巾（见图 6-2-5）。

（3）暴露术区（图 6-6-3），协助医师切除肿物，及时止血，保持术野清晰。

（4）协助医师缝合伤口。

（5）留取组织标本（图 6-6-4）。

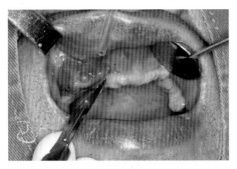 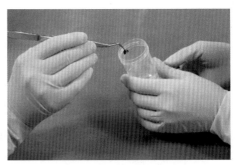

图 6-6-3 暴露术区   图 6-6-4 留取组织标本

（三）术后护理

1. 整理用物

分类处理治疗后的用物。整理顺序：撤孔巾→防污膜→冲洗痰盂、牙椅排水管道→弃吸唾管、口杯→治疗盘及器械（可重复使用器械椅旁清洁、分类放置）。

2. 清洁消毒

整理清洁治疗台，遵循由洁到污的原则。清洁消毒顺序：取消毒湿巾→工作手柄接头→手接触点→牙椅污染处→排水管道接头→痰盂外周→弃手套。

3. 健康宣教

（1）嘱患者咬棉球或纱卷 30 ～ 40min 后吐出，若出血较多时可延长至 1h。

（2）术后 24h 内不漱口、不刷牙，勿用舌舔伤口。

（3）术后 2h 可进温凉软质食物，不宜吃太烫食物。

（4）嘱患者伤口缝线术后 7 ～ 10 天拆线。

三、风险防控

（1）注射麻醉剂前询问患者有无高血压、过敏史等，正确测量生命体征并记录。

（2）术前充分沟通，指导患者配合要领，嘱其术中不适时请举手示意，注意避免术区污染。

（3）术中注意观察患者的生命体征变化。

第七节 · 黏液囊肿摘除术

切除由于黏液腺管阻塞、黏液潴留所致的黏液囊肿。

一、黏液囊肿摘除术的适应证

黏液囊肿可发生于唇、颊、舌黏膜，以下唇为多见。约黄豆大小，呈半透明的无痛水疱，可行黏液囊肿摘除术。

二、黏液囊肿摘除术的护理配合

（一）术前准备

1. 患者准备

引导患者进入诊室，就座于综合治疗椅上。初步了解患者病史、过敏史、口腔情况及心理状态，介绍手术过程、指导术中配合方法，减轻患者焦虑。对于严重恐惧的患者指导放松的方法缓解紧张情绪。核对患者信息，系上一次性胸巾，根据术区调节椅位及灯光。协助使用漱口液含漱，清洁口腔。

2. 用物准备

（1）局部麻醉用物 检查套装（口镜、探针、镊子）、消毒液、医用棉签、麻醉剂、注射器。

（2）手术常规一次性无菌物品 一次性使用吸引管、无菌手套、11 号刀片等。

（3）手术常规无菌用物 刀柄、刮匙、剪刀、蚊式钳、眼科剪、血管钳、持针器、拉钩、药杯、棉球、纱布、孔巾等（图 6-7-1）。

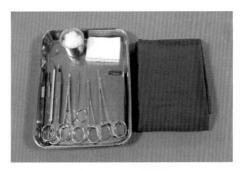

图 6-7-1 无菌用物

（4）其他常用药液 10% 甲醛溶液、碘伏消毒液、75% 酒精（图 6-6-2）。

3. 其他准备

病历、填写病理检验单、签署手术知情同意书。

（二）术中配合

（1）遵医嘱准备麻醉剂并递予医师（图 5-1-21）。

（2）协助医师，用碘伏棉球完成局部消毒、铺巾（图 6-2-6）。

（3）暴露术区（图 6-7-2），协助医师分离囊壁（图 6-7-3），及时止血，保持术野清晰，检查创面（图 6-7-4）。

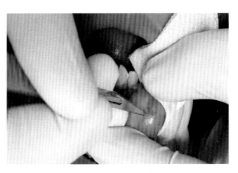

图 6-7-2 暴露术区

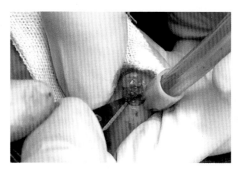

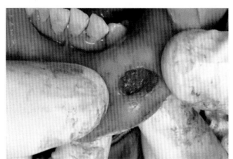

图 6-7-3　分离囊壁　　　　　　　　　图 6-7-4　检查创面

（4）协助医师缝合创口，及时吸净血液保持术野清晰（图 6-7-5）。

（5）协助医师止血（图 6-7-6）。

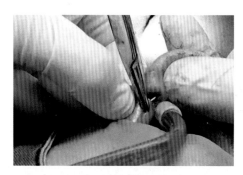

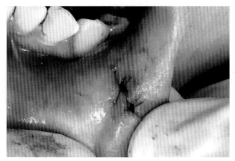

图 6-7-5　缝合创口　　　　　　　　　图 6-7-6　止血

（6）留取组织标本（图 6-6-4）。

（三）术后护理

参见本章第六节。

三、风险防控

参见本章第六节。

第八节·唇、舌系带矫正术

临床上需要行唇或舌系带矫正术。唇系带附着过低，造成中切牙间隙明显，影响牙排列者；牙槽突吸收造成的唇颊系带附着过低影响义齿修复。舌系带过短或附着点迁移，导致舌运动受限，表现为舌不能自由前伸，勉强前伸时，舌尖呈"W"状，舌尖上抬困难，出现卷舌音或舌腭音发音障碍。

一、唇、舌系带矫正术的适应证

唇或舌系带过短者。

二、唇、舌系带矫正术的护理配合

（一）术前准备

1. 患者准备

引导患者进入诊室，就座于综合治疗椅上。初步了解患者病史、过敏史、口腔情况及心理状态，介绍手术过程、指导术中配合方法，减轻患者焦虑。对于严重恐惧的患者指导放松的方法缓解紧张情绪。核对患者信息，系上一次性胸巾，根据术区调节椅位及灯光。协助使用漱口液含漱，清洁口腔。

2. 用物准备

（1）局部麻醉用物　检查套装（口镜、探针、镊子）、消毒液、医用棉签、麻醉剂、注射器。

（2）手术常规一次性无菌物品　20mL 注射器、一次性使用吸引管、无菌手套、11 号刀片、缝线等（图 6-8-1）。

（3）手术常规无菌用物　刀柄、剪刀、血管钳、直蚊式钳 2 把、眼科剪刀、拉钩、药杯、棉球、纱布、铺巾等（图 6-8-2）。

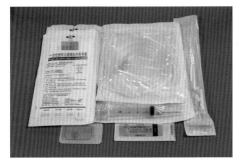

图 6-8-1　一次性无菌物品

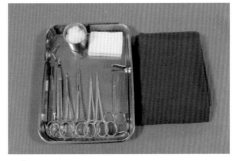

图 6-8-2　无菌用物

3. 其他准备

病历、签署手术知情同意书。

（二）术中配合

（1）遵医嘱准备麻醉剂并递予医师（图 5-1-21）。

（2）协助医师用碘伏棉球完成局部消毒、铺巾（图 6-2-6）。

（3）协助医师牵拉舌体（图 6-8-3），必要时使用开口器（图 6-8-4）。

（4）正确传递术中所需的器械，传递血管钳（图 6-8-5）协助医师剥离系带周围黏膜，传递眼科剪刀（图 6-8-6）松解系带。

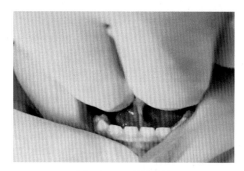

图 6-8-3　牵拉舌体

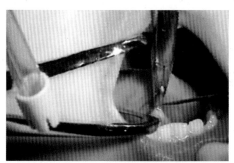

图 6-8-4　使用开口器

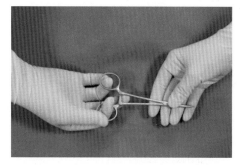

图 6-8-5　传递血管钳

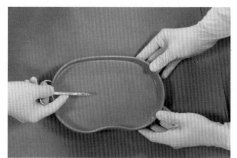

图 6-8-6　传递眼科剪刀

（5）及时吸引保持术区视野清晰，传递棉球或纱布局部止血（图 6-8-7）。

（6）协助医师缝合伤口（图 6-8-8）。

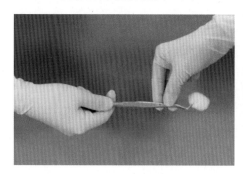

图 6-8-7　传递棉球

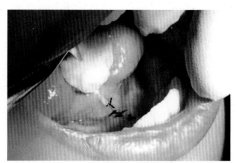

图 6-8-8　缝合伤口

（三）术后护理

1. 整理用物

分类处理治疗后的用物。整理顺序：撤孔巾→防污膜→冲洗痰盂、牙椅排水管道→弃吸唾管、口杯→治疗盘及器械（可重复使用器械椅旁清洁、分类放置）。

2. 清洁消毒

整理清洁治疗台，遵循由洁到污的原则。清洁消毒顺序：取消毒湿巾→工作手柄接头→手接触点→牙椅污染处→排水管道接头→痰盂外周→弃手套。

3. 健康宣教

（1）指导患者及家属禁止用手或舌头触摸挤压伤口，以免裂开。

（2）因麻醉原因术后会出现暂时的感觉麻痹，嘱家属看护好患儿，防止咬伤舌唇。

（3）嘱患者咬棉球或纱卷 30 ～ 40min 后吐出，若出血较多时可延长至 1h。

（4）术后 2h 方可进食温凉的软质食物，忌食辛辣及过烫食物。

（5）术后 24h 禁止用力漱口，保持口腔卫生。

（6）指导家人对儿童进行舌腭音及卷舌音的训练。

三、风险防控

（1）术中注意适当固定患者头部，避免手术过程中划伤患者脸部。

（2）术中牵拉患者舌体时应动作轻巧，以免损伤舌体。

（3）此手术患儿较多，合作性较差，必要时应在一侧的上、下磨牙间放入开口器，适当调整开口度。开口器前端有纱布，保护患儿的牙齿。

第九节 · 颞下颌关节注射术

此术用于颞下颌关节腔内注射药物治疗。

一、颞下颌关节注射术的适应证

（1）急性颞下颌关节滑膜炎。

（2）亚急性颞下颌关节滑膜炎。

二、颞下颌关节注射术的护理配合

（一）术前准备

1. 患者准备
引导患者进入诊室，就座于综合治疗椅上，调节灯光、椅位。初步了解患者全身情况、口腔情况及心理状态、减轻患者焦虑。

2. 用物准备

（1）常规用物　检查套装（口镜、探针、镊子）、消毒液、医用棉签。

（2）专科注射用物　尺子、关节腔专用治疗液（玻璃酸钠注射液）、关节腔注射专用麻醉剂（2% 利多卡因 1mL+ 生理盐水 1mL），见图 6-9-1。

3. 其他准备
病历、影像学检查资料、签署关节治疗知情同意书。

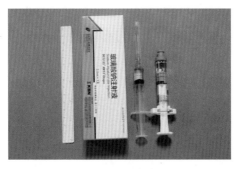

图 6-9-1　注射用物

（二）术中配合

1. 体位

协助患者取坐位，指导张闭口。

2. 标记

传递记号笔（图 6-9-2），标记注射点位（图 6-9-3）。

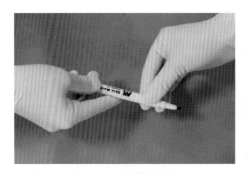

图 6-9-2　传递记号笔

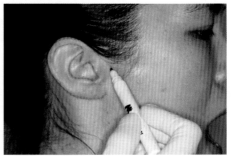

图 6-9-3　标记注射点位

3. 麻醉

传递关节腔注射专用麻醉剂，协助患者保持张口位。

4. 关节腔药物注射

协助医师进行关节腔药物注射（图 6-9-4）。

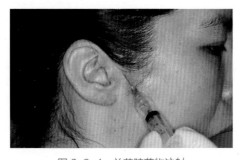

图 6-9-4　关节腔药物注射

5. 按压

传递棉签（图 6-9-5），协助患者注射部位按压（图 6-9-6）。

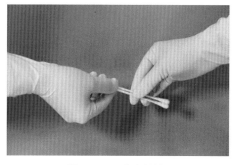

图 6-9-5 传递棉签

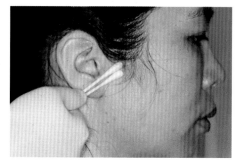

图 6-9-6 注射部位按压

（三）术后护理

（1）整理用物。

（2）协助患者安全离开牙科治疗椅，观察用药后反应。

（3）健康教育

① 日常避免大笑或张大嘴打哈欠，避免咬硬物。

② 放松心情，愉快工作生活。

③ 指导复诊时间。

三、风险防控

（1）注射前充分沟通，指导患者注射过程中的注意事项，如有不适举手示意，注射过程中保持张嘴状态。

（2）注射过程中注意观察患者的生命体征及用药情况。

主要参考书目

[1] 赵佛容 . 口腔护理学 . 3 版 . 上海：复旦大学出版社，2017.

[2] 李祖兵 . 口腔颌面创伤外科学 . 北京：人民卫生出版社，2011.

[3] 冯海兰，徐军 . 口腔修复学 . 2 版 . 北京：北京大学医学出版社，2013.

[4] 高学军，岳林，牙体牙髓病学 . 2 版 . 北京：北京大学医学出版社，2013.

[5] 曹采方 . 临床牙周病学 . 2 版 . 北京：北京大学医学出版社，2006.

[6] 傅民魁，林久祥 . 口腔正畸学 . 北京：北京大学医学出版社，2005.

[7] 李秀娥，王春丽 . 实用口腔护理技术 . 北京：人民卫生出版社，2015.

[8] 徐军 . 口腔修复专业护理教程 . 北京：人民卫生出版社，2007.

[9] 宫苹 . 口腔种植学 . 北京：人民卫生出版社，2020.

[10] 赵信义 . 口腔材料学 . 6 版 . 北京：人民卫生出版社，2020.

[11] 赵铱民 . 口腔修复学 . 8 版 . 北京：人民卫生出版社，2020.

[12] 张志愿，口腔颌面外科学 . 8 版 . 北京：人民卫生出版社，2020.

[13] 赵志河，口腔正畸学 . 7 版 . 北京：人民卫生出版社，2020.

[14] 周学东 . 牙体牙髓病学 . 5 版 . 北京：人民卫生出版社，2020.

[15] 孟焕新 . 牙周病学 . 5 版 . 北京：人民卫生出版社，2020.

[16] 贾青，王静，李正艳 . 临床护理技术规范与风险防范 . 北京：化学工业出版社，2021.

[17] 宿玉成 . 现代口腔种植学 . 北京：人民卫生出版社，2014.

[18] 王晓伟，贾康妹 . 护理不良事件管理与案例分析 . 2 版 . 北京：中国医药科技出版社，2021.